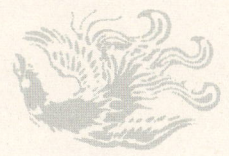

Françoise Guillot:
Das Phönixtraining
Aurum Verlag in
© J. Kamphausen Verlag &
Distribution GmbH, Bielefeld 2008
info@j-kamphausen.de

Lektorat: Regina Rademächers
Typografie, Satz: KleiDesign
Umschlag-Gestaltung:
Wilfried Klei
Druck & Verarbeitung:
Westermann Druck Zwickau

www.weltinnenraum.de

Die Deutsche Bibliothek – CIP-Einheitsaufnahme
Ein Titeldatensatz für diese Publikation
ist bei der deutschen Bibliothek erhältlich.

1. Auflage 2008

ISBN 978-3-89901-140-1

Françoise Guillot

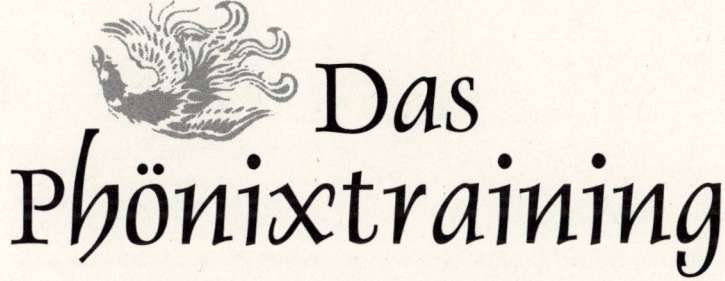

Das Phönixtraining

Wege zur Transformation
und Selbstheilung

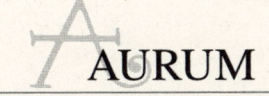

AURUM

„Es wäre gut, wenn wir aufwachen, bevor wir sterben".

HINDU-SPRICHWORT

Dieses Buch ist
Cora und ihren Schwestern und Brüdern
gewidmet...

TEIL 2 PRAXIS
DIE GRUNDLAGEN FÜR HEILUNG SCHAFFEN

VORWORT

Gesundheit und Glück sind, wie alles auf dieser Welt, sehr komplexe, voneinander abhängige Zustände. Wir werden krank, wenn alle Bedingungen für die Entstehung einer Krankheit zusammenkommen. Wenn nur ein Element, eine Bedingung dafür fehlt, werden wir nicht krank. Dieses wichtige Element zu finden und es zu beseitigen kann entscheidend sein. Heilung bedeutet in dieser Richtung zu arbeiten: Wir erschaffen einen geistigen, emotionalen und körperlichen Hintergrund, in dem die Bedingungen für Krankheit nicht Fuß fassen können. Alle großen Zivilisationen überall auf der Welt waren und sind sich dieser Vorgehensweise bewußt. Sie haben die Fähigkeit zur Selbstheilung auf verschiedene Art und Weise genutzt.

„Das Phönixtraining – Wege zur Transformation und Selbstheilung" ist eine einzigartige Methode, in der Françoise Guillot drei großartige Heiltraditionen zusammenbringt. Sie bildet das Ergebnis ihrer langen, tiefgehenden Studien und intensiven Praxis von Qi Gong und buddhistischer Heilmeditation und ihrer Erfahrungen mit der Heilhypnose.

Ich bin überzeugt, dass dieses Buch eine große Hilfe für viele Menschen überall auf der Welt sein wird. Auch wünsche und bete ich, dass unzählige Menschen einen großen Nutzen aus dieser Methode ziehen mögen.

Ven. Ringu Tulku Rinpoche
23. Oktober 2007 in Gangtok, Sikkim

KOMMENTARE

Gesundheit und ein waches, klares Bewusstsein sind grundlegende Gü-
ter für geistiges Wachstum und heilsame Veränderungen. Dass einem das
nicht in den Schoß fällt, sondern dass man dafür selbst etwas tun kann,
zeigt Françoise Guillot in eindrucksvoller Weise in ihrem Buch. Ausgehend von den verschiedenen Aspekten von Gesundheit erläutert sie den
Weg der Achtsamkeit nach innen und richtet den Blick u. a. auf unsere
Energiesysteme. Nachdem wir diese kennen gelernt haben, zeigen verschiedene Methoden den konstruktiven Umgang mit sich selbst und der
eigenen Umwelt auf. Das Buch ist eine Reise zu den inneren Quellen von
Gesundheit und Heilung. Es weist einen Weg, unsere Wünsche lebendig
und sinnvoll zu gestalten.

Prof. Dr. med. Klaus Jork
29. Oktober 2007 in Langen

Françoise Guillot ermutigt, den eigenen Weg zu gehen. Ausgehend von
persönlicher Betroffenheit und ernsthafter Erkrankung, schildert sie, wie
sie sich selbst geholfen hat. Sie stellt gleichberechtigt einige Zugangs- und
Wirkweisen der modernen, eher westlichen und wissenschaftlichen Hypnose neben traditionelle, spirituelle und östliche Meditationsformen.
Dabei geht sie über das Thema der Selbstheilung hinaus zur Entwicklung
einer hilfreichen, individuellen Lebenshaltung.
Ein gleichermaßen berührendes, fundiertes und faszinierendes Buch!

Dipl.-Psych. Dr. Stefan Ahlstich
Stellvertretender Leiter des Zentrums für Angewandte Hypnose
Vizepräsident der Deutschen Gesellschaft
für Selbstorganisatorische Hypnose und Hypnotherapie

TEIL 1
Theorie

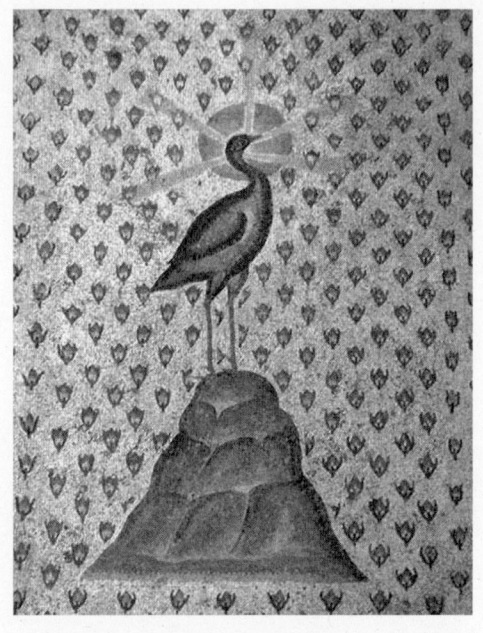

„Phönix und Rosen",
Mosaik. Fundort in Daphne, Vorort von Antiochia,
aktueller Name Antakya in der Türkei.
Louvre-Museum in Paris

DER PHÖNIX-MYTHOS

Der Phönix-Mythos ist in mehreren alten Kulturen unter verschiedenen Namen, aber mit ähnlicher symbolischer Bedeutung bekannt. Der Phönix selbst steht seit jeher für die Fähigkeit, aus der vollständigen Zerstörung des eigenen Körpers, aus der eigenen Asche, wieder aufzuerstehen: Demnach versinnbildlicht er den Archetypus der sich selbst erneuernden Schöpfung, die Kraft der Regeneration, der Transformation und der Selbstheilung.

Im alten Ägypten gab es Benu, den Purpur-Reiher, auch „den Aufsteigenden", oder einfach den „Leuchtenden" genannt. Er wurde als Manifestation der Sonnenkräfte, des Gottes Ra verehrt und in Heliopolis angebetet. Benu stand aber auch symbolisch für die Regenerationsfähigkeit von Osiris, des geliebten Partners der Göttin Isis, der zerstückelt wurde und als ihr Sohn Horus wiederauferstanden ist.

Der Purpur-Reiher soll ursprünglich von Indien nach Ägypten gekommen sein. Schwer zu sagen, ob diese Aussage historisch wahr ist! Auf jeden Fall war der Phönix in ganz Asien als mythologisches Sinnbild bekannt, lange bevor er in Ägypten auftauchte.

In China verkörperte der Phönix (Fenghuang) Langlebigkeit und Barmherzigkeit. Phönix und Drache waren Jahrtausende lang die mythischen Stellvertreter von Yin und Yang-Kräften, von Himmels- und Erdenergie. Beide Tiere werden häufig, auch in Japan, in Malerei und Bildhauerei, einzeln oder zusammen, als Symbol für das lebensspendende, dynamische Gleichgewicht zwischen den beiden Kräften dargestellt.

In Indien begegnen wir zur gleichen Zeit dem mythischen Vogel „Garuda", der ebenfalls über die bedeutende Gabe der positiven Transformation verfügt.

Der erste griechische Gelehrte, der die Existenz des Phönix erwähnt, war 700 vor Christus Hesiod, in seinen „Prezepten von Chiron". Dort wird der Phönix als Sinnbild der Langlebigkeit dargestellt. Andere Autoren folgen, darunter Herodot von Halicarnassus, und der jüdische Dichter Ezechiel, der 200 vor Christus den Phönix als faszinierenden, farbenprächtigen und geheimnisvollen Vogel beschreibt.

„... Es gibt einen Vogel in Indien, der Phönix heißt. Nach fünfhundert Lebensjahren fliegt er in die Wälder Phöniziens und füllt seine Flügel mit aromatischen Essenzen, Weihrauch und Myrrhe. Dann zeigt er sich dem Priester von Heliopolis in Ägypten im neuen Monat, im Nisan oder Adar (babylonisch-jüdischer Kalender: Mitte März bis Mitte April). Der Priester, dem er sich gezeigt hat, kommt und füllt den Altar mit Holz und Weinstöcken an. Der Vogel aber fliegt in die Sonnenstadt, beladen mit den aromatischen Essenzen, steigt auf den Altar und entzündet für sich das Feuer: Er verbrennt sich selbst.

Am folgenden Tag, wenn der Priester den Altar durchsucht, findet er einen Wurm in der Asche. Am zweiten Tag findet er ihn als Küken eines Vogels, und am dritten Tag findet er ihn als ausgewachsenen Vogel vor. Dieser verabschiedet sich vom Priester und reist zurück zu seinem Heimatort.“

(ERZÄHLT NACH „PHYSIOLOGUS“, 200 N. CHR.)
Der Phönix als Archetyp ist in den tiefsten Schichten unserer Seele zu finden – dort, wo die Quelle unserer Regenerationskraft verborgen liegt.

EINLEITUNG

„Unser Ursprung ist die Quelle, aus der wir heil werden. Aus ihr lässt sich die Kraft schöpfen, Krankheit zu überwinden. Die Krankheit selbst dient als Wegweiser, die Quelle zu finden. Quelle, Krankheit und Heilung sind nicht voneinander getrennt."

TIBETAN ART OF HEALING

„Jedes Weh ist Heimweh."

DIANNE CONNELLY

Dieses Buch möchte weniger ein Führer zu den Quellen der inneren Heilung sein, als ein Reisebegleiter. Die Führung selbst liegt in jedem von uns, und kann jederzeit aktiviert werden, wenn wir den richtigen Zugang zu ihr finden. „Woher nimmt sie dieses naive Vertrauen?", fragen Sie sich jetzt vielleicht. Darauf gibt es drei Antworten: Aus eigener Erfahrung; aufgrund dessen, was ich von anderen betroffenen Menschen miterleben durfte, und auf der Basis alter Heiltraditionen sowie der Erkenntnisse der Wissenschaft, beispielsweise der Neurobiologie und der Psychoneuro-immunologie. Dennoch ist es nicht meine Absicht, in diesem Buch Heilversprechungen zu geben und unrealistische Erwartungen zu wecken. Vielmehr möchte ich dazu beitragen, die Basis für erhöhte Heilungschancen zu schaffen, indem ich traditionelle, vorwiegend östliche Selbstheilungsmethoden mit den Erkenntnissen unserer modernen westlichen Heilsysteme verbinde.

Vor 12 Jahren entwickelte sich bei mir ein sogenanntes Mammakarzinom, also Brustkrebs. Bei einer Routine-Untersuchung war nicht nur ein Tumor in meiner linken Brust entdeckt worden, sondern gleich drei. Ich wurde operiert, und man stellte dabei fest, dass vier Lymphknoten Metastasen enthielten. Eine Chemotherapie wurde durchgeführt, und eine zusätzliche Operation fand statt: Krebszellen waren ebenfalls am Gebärmuttermund diagnostiziert worden.

Die Prognose sah nicht gut aus: 25% Überlebenschancen innerhalb der nächsten 5 Jahre. Ich war noch relativ jung, und erfahrungsgemäß breitet sich Krebs bei jüngeren Patienten besonders schnell aus.

Was hat dennoch bewirkt, dass der Wachstumsprozess der Krebszellen gestoppt wurde, und dass ich überlebte? Was hat bewirkt, dass bis heute keine weitere Metastasierung und kein Rückfall stattfanden? Waren es die Chirurgie und anschließende Chemotherapie, die vorgenommenen Veränderungen in meiner Lebenssituation, die naturheilkundliche Nachbehandlung, oder zusammen gefasst, die synergetische Wirkung all dieser Maßnahmen?

Zu Beginn meiner Genesung arbeitete ich schon als Heilpraktikerin, war also ganz offen für alternative Therapieansätze. Zusätzlich zu der durchgeführten naturheilkundlichen Therapie brauchte ich auch eine andere Art von Unterstützung. Und diese fand ich in zwei für mich besonders wichtigen Inspirationsquellen: In meiner buddhistischen Meditationspraxis und meinen Qi Gong-Übungen einerseits, und bestimmten Büchern andererseits. Eines dieser Bücher, *Mit der Seele heilen* von Dr. Bernie Siegel, führte mir sehr eindrucksvoll vor Augen, was in meinem Leben eventuell schiefgelaufen war, was nun transformiert werden sollte, und wieviel besser ich mit mir selbst umgehen könnte.

Mein individueller Weg der Heilung war absolut ganzheitlich. Nach der radikalen Operation und Chemotherapie verbrachte ich viel Zeit damit, mein Leben neu zu ordnen, meinen Körper zu reinigen und zu regenerieren. Obgleich ich heute offiziell als gesund gelte, fühle ich mich immer noch auf dem Weg, und nicht am Ziel. Das Wichtigste für mich ist in diesem lebendigen Prozess der „Ganz-Werdung" unterwegs zu sein, und die Früchte meiner Entwicklung mit anderen zu teilen.

Die Beantwortung der Frage, was eigentlich Gesundheit ist, und der Versuch, dem „Mysterium" um die Selbstheilungskräfte im Menschen auf die Spur zu kommen, bilden den größten Teil des theoretischen Abschnitts dieses Buches. Der andere Teil beschäftigt sich direkt mit konkreten Methoden und Übungen der Selbstheilung mit Übungsanleitungen, und mit der Frage, was wahre Heilung ausmacht, nämlich nicht unbedingt die Abwesenheit von Symptomen und das Verschwinden einer Krankheit, sondern das ganzheitliche Heilwerden unseres Geistes, unserer Gefühle und unserer Lebenssituation.

Ein Großteil des Gedankenguts in diesem Buch stammt aus Asien. Obgleich in einem streng katholischen Milieu aufgewachsen, fühlte ich mich schon in frühem Jugendalter vom Buddhismus angezogen. Seit 1987 versuche ich nun konsequenter, die Lehren des Buddhismus in mein Leben zu integrieren und zu praktizieren. Wohl aus diesem Grund hat der Buddhismus dieses Buch maßgeblich geprägt.

Ich empfinde grundsätzlich einen großen Respekt für alle spirituellen Traditionen, welche die Menschen zu mehr Glück, innerer Freiheit, Frieden, und authentisches Mitgefühl hinführen. Ich hoffe, dass auch pragmatisch veranlagte Leser ohne spirituelle Ausrichtung einige Anregungen in diesem Buch finden werden.

Wie Dianne Connelly, eine wunderbare, in der traditionellen chinesischen Medizin bewanderte amerikanische Ärztin, die ich eingangs zitiert habe, bin ich der Überzeugung, dass Krankheit auch eine Sehnsucht in sich bergen kann: Die Sehnsucht nach unserem wahren Zuhause, nach der Quelle unseres Daseins. Das stärkste Ungleichgewicht, die Krise, kann uns bewusst machen, wie sehr wir uns nach einem befreiten Zustand, nach Geborgenheit und Frieden sehnen. Die gegenüber chronischen oder lebensbedrohlichen Krankheiten weit verbreitete Haltung der Angst, der aggressiven Überreaktion, oder der vermeintlich vernünftigen Resignation führt uns zwangsläufig in eine Sackgasse. Es sind eher Liebe, Geduld und Vertrauen sowie das intuitive Wissen um unsere eigenen Ressourcen, die uns den Weg zur Heilung zeigen werden.

Kapitel 1
Was ist Gesundheit?

„Die Kritik, dass der konventionellen Medizin ein mangelhafter Gesundheitsbegriff zugrunde liegt (Gadamer, 1994), scheint ein wirkungsvoller Ausgangspunkt zu sein. ... Kann eine Umorientierung des Gesundheitsbegriffs Ansatzpunkte zur Entwicklung in Richtung eines Gesundheitssystems im wahrsten Sinne des Wortes liefern?"

HIROSHI ODA

Dieses Buch beginnt mit einer scheinbar banalen Frage. Doch banale Fragen sind manchmal von entscheidender Bedeutung. Wer von uns kann behaupten, vollkommen gesund zu sein, und was bedeutet es für uns selbst, dieses „Gesund-sein"?

An einem strahlenden Herbsttag laufe ich gemütlich die Hauptstraße eines kleinen Weilers im Herzen Frankreichs entlang, und werde von meiner Nachbarin, einer Bäuerin, freundlich begrüßt:

„Wie geht's Ihnen denn? Was macht die Gesundheit? Wenn man gesund ist, wird man mit allem fertig!" Ich stimme ihr zu, und setze meinen Spaziergang fort.

Ob wir das Gleiche meinen?

Das Leben ist hart in der Auvergne, und die Wege ziemlich steil. Im Winter sinkt die Temperatur manchmal bis auf 15 Grad unter Null, und das Dorf zieht seinen Nebelmantel tagelang nicht aus.

Die Bäuerin, die von chronischen rheumatischen Verformungen und Schmerzen geplagt wird, denkt sicher an Schmerzfreiheit, an Funktionstüchtigkeit und kraftstrotzenden Arbeitseinsatz.

Körperliche Gesundheit

Die Klärung des Gesundheitsbegriffs in der konventionellen allopathischen Medizin des Westens gewinnt in der Gegenwart immer mehr an Bedeutung. Die Gesundheitskosten explodieren, und es scheint keine vernünftige Lösung für alle Parteien – d. h. sowohl für Patienten als auch für Therapeuten und Krankenversicherungen – zu geben.

Sowohl im medizinischem Roche-Lexikon, als auch u. a. in der „Brockhaus"-Enzyklopädie finden sich folgende, aktuelle Definitionen:

„Gesundheit: „Normales" Aussehen, Verhalten u. Befinden (lt. WHO auch das soziale Wohlbefinden), sowie das Fehlen von der Norm abweichender ärztlicher Befunde, d.h. das subjektive Fehlen körperlicher u. seelischer Störungen bzw. die Nichtnachweisbarkeit entsprechender krankhafter Veränderungen."

1948 formulierte die WHO folgende Alternative:

„Gesundheit ist der Zustand eines vollkommenen körperlichen, seelischen und sozialen Wohlbefindens und nicht nur die Abwesenheit von Krankheit und Gebrechlichkeit."

Weil diese kaum realistische Definition nicht in eine durchführbare Gesundheitspolitik umzusetzen war, kam es 1986 bei einer Konferenz der WHO zur Annahme der „Otawa-Charta" zur Gesundheitsförderung:

„Gesundheitsförderung zielt auf einen Prozess, allen Menschen ein höheres Maß an Selbstbestimmung über ihre Gesundheit zu ermöglichen, und sie damit zur Stärkung ihrer Gesundheit zu befähigen... Gesundheit steht für ein positives Konzept, das in gleicher Weise die Bedeutung sozialer und individueller Ressourcen für die Gesundheit betont wie die körperlichen Fähigkeiten."

(Paulus, 1992, S.17)

Das Konzept der Gesundheitsförderung zeigt schon einen begrüßenswerten neuen Blickwinkel, gemessen an den zwei oben zitierten Beschreibungen eines Idealzustandes von Gesundheit (Brockhaus/Roche-Lexikon). Und nun geht es auch um die Verantwortung jedes Menschen für die eigene Gesundheit, sowie um die Gesundheitsförderung durch eventuelle vorbeugende Maßnahmen, die jeder von uns treffen kann.

Bei der Definition aus dem Lexikon stellen wir fest, dass Gesundheit mit einem allgemeinen Zustand der Normalität gleichgesetzt wird.

Zudem wird vorausgesetzt, dass dieser Zustand statisch ist: Gesund sein heißt, diesem Zustand der Normalität immer anzugehören.

Normal heißt, der Norm entsprechend. Was entspricht nun dieser Normalität, von der die Rede ist?

Handelt es sich hierbei um eine genetische, biologische oder eine kulturelle, gar um eine ideologische Norm? Vielleicht eine Mischung aus all dem? Wie beurteilt man den Zustand eines Babys, das mit sechs Fingern an einer Hand geboren wird, ansonsten aber vollkommen beschwerdefrei, kräftig und widerstandsfähig zu sein scheint? Nach der offiziellen Definition von Gesundheit wäre dieses Kind nicht gesund, also krank. Wenn die Tatsache, dass dieses Kind sechs Finger hat, dazu führen würde, dass es schlechter greifen kann, dass heißt, wenn eine Körperfunktion dauerhaft oder unwiederbringlich beschädigt wäre, würde diese Nichtgesund-Diagnose einleuchten. Doch nur aufgrund einer abweichenden Struktur, Form, eines fremden Aussehens auf einen pathologischen Zustand zu schließen, kommt mir sehr suspekt vor.

Mit dem Verhalten ist es nicht anders zu bewerten. Mich irritiert dieses Wort „normal", das eher zu von Menschen erschaffenen Regeln und Maßeinheiten passt. Aus der Natur aber erwachsen eher Gesetzmäßigkeiten.

Diese Gesetzmäßigkeiten existieren neben einer unendlichen Vielfalt an Formen und Möglichkeiten. Jedes Wesen sowie jedes Blatt, jede Muschel, jede Pflanze einer Gattung sind einzigartig.

Norm scheint das Ergebnis der bewährten Wiederholung bestimmter Merkmale und Vorgänge innerhalb eines Systems und eines bestimmten Zeitraumes zu sein. Das, was sich z. B. innerhalb eines Arbeitsvorganges oder sozialen Systems nach bestimmten Kriterien bewährt hat, wird wiederholt, und somit zur Norm. In der Natur sind die Kriterien, die Gesetzmäßigkeiten zugrunde liegen, klar erkennbar, da sie alle die Lebenserhaltung, den Fortbestand des Lebens zum Ziel haben. Innerhalb von menschlichen, sozialen Systemen kann es auch zu lebensfeindlichen Normenschöpfungen kommen, weil der Mensch ganz eigene Prioritäten im Laufe seiner Evolution entwickelt hat.

Gesetzmäßigkeiten, die in der Natur vorkommen, gelten von ihrer Funktion abgeleitet, als gesund oder gesundheitsfördernd. Doch macht die Natur auch manchmal Experimente, die als kreative Ausnahmen gelten können und den Prozess der Evolution kennzeichnen. Lebende Systeme scheinen sich überhaupt nur dann weiterentwickeln zu können, wenn neue Bedingungen auftreten, die etablierte Zustände in Frage stellen, weil diese den Anforderungen nicht mehr gerecht werden. Der Mensch in seinem aktuellen Entwicklungsstadium dürfte die Frucht eines solchen Experiments der Natur darstellen. Dieses Experiment scheint besonders risikoreich zu sein, wenn man bedenkt, wie konsequent der Homo Sapiens versucht, sich vom Ökosystem, von dem er stammt, abzuspalten, es sogar zu zerstören droht.

So gesehen kann der Zustand der Normalität nicht zwangsläufig und ausschließlich mit einem statischen Zustand oder Konzept von Gesundheit im Sinne von Abwesenheit von Krankheitssymptomen, gleichgesetzt werden. Es sieht eher so aus, als würden Krankheiten ganz entschieden zum Leben dazugehören: Jedes Lebewesen macht irgendwann im Verlauf seiner Existenz mehrere Erkrankungen durch.

Die Frage, die sich hier stellt, ist: Sollte man Gesundheit als einen Zustand definieren oder eher als eine Fähigkeit sehen, die immer wieder zu einem Zustand der optimalen körperlichen und psychischen Funktionen führt?

Die Funktionstüchtigkeit des menschlichen Körpers hängt von einer Vielzahl fein aufeinander abgestimmter Prozesse ab, die vegetativ, d.h. weitgehend unbewusst, gesteuert werden. Alles ist perfekt organisiert, damit das System genug Treibstoff bekommt, belastenden Müll ausscheidet, vor feindlichen Angreifern optimal geschützt wird, und sich fortpflanzen kann. Dieser Zustand des optimalen inneren Gleichgewichts wird Homöostase genannt.

In diesem Homöostase-Zustand fühlt sich der Körper subjektiv wohl, kraftvoll, leistungsfähig und unternehmungslustig. Objektiv betrachtet ist er auch wehrhaft, d. h. seine Abwehr funktioniert optimal. Dieser Zustand der Homöostase ist selbst dynamisch: Alle Lebewesen befinden sich untereinander und innerhalb ihrer biologischen Umwelt in einem permanenten Zustand der Wechselwirkungen und gegenseitiger Abhängigkeiten. Diese Wechselwirkungen bringen auch einen gewissen Anpassungszwang mit sich. Wir haben uns an klimatische, soziale und sonstige äußere Bedingungen anzupassen, damit das lebensfreundliche Milieu, die Homöostase aufrechterhalten werden kann. Wenn jede Sekunde systemfeindliche Bakterien und Viren versuchen ins System einzudringen, wenn Kälte und Hitze, unangemessene körperliche Aktivität, oder unpassende Nahrung und Gifte den Körper belasten, muss der Körper reagieren, sich wehren, und das Gleichgewicht wiederherstellen. Das klingt nach anstrengender Arbeit, und nach einem fortwährenden, von Geburt bis zum Tod andauernden Kampf. Das Leben ist eben kein „Zuckerschlecken"!

Für diese fortwährende Anpassungs- und Reparaturarbeit braucht unser Organismus Energie, und er muss fortwährend mit der „Zentralstelle" zusammengeschaltet sein, von der aus erfahrungsgemäß beurteilt wird, was zu tun ist. Diese Zentralstelle hat die Fähigkeit, die Lage zu erfassen und lebensrettende Entscheidungen zu treffen. Bei länger bestehenden Kommunikationsproblemen innerhalb des Systems oder/und bei Energieversorgungsengpässen, scheitern die Regulations- oder Regenerationsfähigkeiten: Langfristige Krankheitssymptome entstehen.

Kurz anhaltende Symptome sind meist Versuche des Körpers, die Homöostase aufrechtzuerhalten, z. B. wenn der Körper sich gegen fremde Erreger wehrt, und Fieber ausgelöst wird; wenn Ausscheidungsvorgänge wie Durchfälle oder Schleimauswurf forciert werden, um den Körper von Angreifern und belastenden Stoffen zu befreien. Die akute Auseinandersetzung mit einem Stressor, egal welcher Art, verursacht zwangsläufig Symptome, die nach Erfolg sofort abklingen. Wie schon erwähnt gehören Krankheitssymptome zum Leben dazu!

Körperliche Gesundheit hängt im hohen Maße von der Aufrechterhaltung bestimmter Parameter innerhalb des Milieus ab: Die ideale Temperatur und Sauerstoffversorgung, der ideale Metabolismus, die ideale, spezifische Abwehr, etc... .

Zusammenfassung:

Gesundheit ist die Fähigkeit des Körpers, den Zustand der Homöostase trotz andauernden exogenen (von außen kommenden) oder endogenen (von innen kommenden) Irritationen oder Stressoren aufrechtzuerhalten. Diese Reize gehören zum Leben und sind fester Bestandteil des Austauschs mit anderen Biosystemen.

Die Aufrechterhaltung der Homöostase beinhaltet auch die Fähigkeit zur Kompensation.

Das bedeutet konkret, dass auch ein unvollständiger Körper die Möglichkeit hat zu funktionieren, vorausgesetzt, das fehlende Teil ist nicht gerade ein vitales Organ wie zum Beispiel Herz oder Nieren. Das ist wichtig und tröstlich zu wissen!

Die Kommandozentrale, von der aus alle Entscheidungen, Befehle und Impulse ausgehen, ist ein geheimnisumwitterter Ort, der u. a. von der

Molekular-Biologie und der modernen Medizin seit vielen Jahren umkreist wird. Befindet er sich im Gehirn, im innersten Kern unserer Zellen, oder in ihrem Verbund und gegenseitiger Vernetzung? Oder gibt es da etwa eine Dimension, die wir übersehen? Die jüngsten Ergebnisse der Neurobiologie und der genetischen Forschung liefern Antworten, doch scheint noch ein letzter Schleier vor dem Geheimnis zu hängen. Wir könnten kurz davor stehen, diesen Schleier zu lüften.

Zweifellos sind alle zur Reparaturarbeit und Regeneration des Körpers benötigten Informationen und Programme in unseren Genen enthalten. Die Psychoneuroimmunologie erforscht den Einfluss des Geistes, des Bewusstseins und der Emotionen auf rein biologische Vorgänge, wie z. B. die Funktion des Zentralnervensystems (ZNS), des vegetativen Nervensystems und des Immunsystems.

Das, was die Wissenschaft jetzt entdeckt und versucht, wissenschaftlich zu belegen, ist alles andere als neu. Was man als wirklich revolutionär bezeichnen könnte ist die Tatsache, dass viele alte, empirische Erkenntnisse nun endlich von der Naturwissenschaft mit Interesse betrachtet und untersucht werden.

Die Körperintelligenz, das Wissen darüber, was nötig ist, um die Homöostase aufrechtzuerhalten, liegt in der DNA verborgen. Aber ohne Verbindung zu einer anderen, umfassenderen Art von Intelligenz oder Weisheit, funktioniert sie nur unvollständig oder fehlerhaft. Ich spreche hier von dem eigentlichen Ziel unserer Reise: Von der Quelle der Heilung im Bewusstsein des Menschen.

Der Ausgangspunkt unserer Reise ist unser physischer Körper. Unsere Sinneswahrnehmung, insbesondere unser kinästhetischer Sinn, erlaubt uns genau zu spüren, uns gewahr zu werden, was in den kleinsten Einheiten dieses materiellen Körpers vor sich geht. Dieser Körper-Sinn, den man mit Körperwahrnehmung übersetzen könnte, wird im Allgemeinen viel zu selten genutzt; die Hypochonder machen zwar auf eher negative Weise regen Gebrauch davon, aber die meisten Menschen leben durch ihre nach außen gerichteten Sinne weit entfernt von ihrem eigenen Zuhause. Sie spüren sich auf eine sehr grobe Art und Weise selbst, und zwar erst dann, wenn etwas zwickt, schmerzt, wenn sie sich unwohl fühlen. Manche überhören sogar die Signale, bis diese so laut werden, dass eine Verdrängung nicht mehr möglich ist. Sie nehmen überwiegend die Außenwelt wahr, werden von äußeren Eindrücken regelrecht überflutet, und sind dadurch ihrem eigenen Körper entfremdet.

Das Ziel der Reise, nämlich das Potenzial zur Selbstheilung zu nutzen, wird mit freundlicher Achtsamkeit, Selbstannahme und einer Fähigkeit zur präzisen Selbstwahrnehmung im Gepäck erreicht.

Unser Geist (hier im Sinne von Bewusstsein), der sowohl mentale logische Funktionen als auch eine weit ausgedehnte spirituelle Dimension voller Ressourcen beinhaltet, unsere Gefühlsnatur und die vitale Qi-Energie leiten, begleiten und durchdringen fortwährend unsere Körperfunktionen. Dies geschieht, egal ob wir es bewusst spüren oder nicht. Aber erst durch unsere Aufmerksamkeit oder achtsame Wahrnehmung wird es uns möglich, einen positiven Einfluss auf diese physiologischen Vorgänge zu nehmen!

Nach diesem kurzen Exkurs über das, was physische Gesundheit bedeuten könnte, möchte ich Energie, Emotionen und Bewusstsein in unsere Überlegungen mit einbeziehen, denn ganzheitliche Gesundheit stellt eine Fähigkeit dar, die per definitionem alle Bereiche unseres Seins umfasst.

In der Gesellschaftsform, der wir angehören, gibt es ältere naturwissenschaftlich begründete Annahmen oder Glaubenssätze, nach denen es in dieser Welt nur Materie und relativ grobstoffliche Energie wie z.B. Elektrizität und Magnetismus gibt. Die Begriffe Glaubenssatz und Naturwissenschaft in einem Satz zusammen zu bringen mag paradox klingen, aber der erste und wichtigste Glaubenssatz mancher (nicht aller!) Wissenschaftler schien lange Zeit folgende Aussage zu sein: Alles, was nicht nach vorbestimmten Kriterien exakt messbar ist, existiert nicht.

Man kann nur von Glück reden, dass die Naturwissenschaft in den letzten Jahrzehnten gewaltige Fortschritte im Gebiet der Messtechnik gemacht hat, was die Welt, in der wir leben, um einige wichtige Erkenntnisse und natürliche Phänomene bereichert hat.

Eine kurze Einführung
in das asiatische Modell unseres
Energie-Systems

In den jahrtausendealten, traditionellen medizinischen Systemen Asiens spielt die Existenz einer Vitalenergie (genannt Qi, Chi, Lung oder Prana) eine zentrale Rolle. In der Antike bezeichnete man diese Energie als Pneuma. Das Wissen um diese Vital-Energie war lange Zeit empirisch, das heißt, es basierte auf Erfahrungen und Beobachtungen. Die Lehre der Akupunktur beispielsweise nutzt die Jahrtausende alte Erfahrung mit Qi-Energie, die in feinstofflichen Kanälen durch den Körper fließt. Während sich die im Westen gut dokumentierte chinesische Akupunktur einer relativ geringen Anzahl von Kanälen und Punkten bedient, um den Fluss der Energie zu fördern, wird sowohl in China selbst als auch in der ayurvedischen sowie in der tibetischen Medizin die Existenz von Zehntausenden (72 000!) solcher „Meridiane" angenommen. Zu diesem ausgedehnten Energie-System gehören die Kanäle, vergleichbar mit Flüssen und Bächen, als auch Energie-Zentren unterschiedlicher Größen und Funktionen. Die Bekanntesten sind die oben erwähnten Akupunktur-Punkte, oder Energie-Tore als kleinste Einheit, und die Chakren als größte Einheit. Alle Zentren und Meridiane sowie das qualitativ unterschiedliche Qi, das darin zirkuliert, bilden zusammen die Anatomie und Physiologie des Energie-Körpers.

Ohne Energie, kein Leben oder besser gesagt: Ohne fließende Energie, kein gesundes Leben!

Die Definition von ganzheitlicher Gesundheit in der Traditionellen Chinesischen Medizin könnte einfach lauten:

Wenn das Ursprungs-Qi stark (Lebensessenz), das Nahrungs- und Atmungs-Qi ausgewogen und von guter Qualität sind, das Shen (Qi des Herzens, oder des Geistes) sich in Frieden befindet, und wenn die Energie ungehindert fließt, steht der Gesundheit nichts im Wege!

Das Ursprungs-Qi ist die essenzielle Energie, die wir zum Teil von unseren Eltern und Vorfahren vererbt bekommen haben (auch Yin genannt). Das Nahrungs-Qi und das Atmungs-Qi repräsentieren die Energie, die wir täglich über unsere Ernährung oder aus der Luft in uns aufnehmen. Das

Shen ist die spirituelle Energie des Herzens, die unsterbliche Energie unseres Geisteskontinuums. Wenn die Energie sich frei bewegen kann, funktioniert die Selbstregulation am besten. Bei Stasen (Blockaden) des Energieflusses wird die Selbstregulation erheblich bis vollkommen beeinträchtigt. Deshalb zielen Akupunktur und asiatische Massage-Techniken wie z. B. Shiatsu oder Tuina, darauf, den Fluss des Qi zu stimulieren und zu regulieren.

Das energetische Weltbild stellt ein ideales Bindeglied zwischen Geist/ Bewusstsein und Materie/Körper dar. Aus diesem Grund gab es in den alten traditionellen Systemen niemals eine Spaltung zwischen Geist und Materie, zwischen Körper, Lebenskraft und Psyche. Im Westen existiert diese Spaltung vor allem seit dem 19. Jahrhundert. Wenn wir uns die Geschichte der westlichen Medizin anschauen, stellen wir aber fest, dass sie von einem *„ständigen Wechsel der Positionen"* (D. von Engelhardt) geprägt ist, so dass Hoffnung für die Zukunft besteht.

Gesundheit und Ökologie

Im Zuge der neuesten Erkenntnisse der Quantenphysik scheint sich ein Wandel anzukündigen. Diesen Erkenntnissen zufolge besteht alles, was uns ausmacht und umgibt, aus reiner Energie: Sowohl die grobstoffliche Materie als auch sämtliche andere Phänomene. Es ist nur eine Frage der Schwingung oder Frequenz, wie subtil oder verfestigt diese Energie sich manifestiert. Obgleich diese Feststellung unumstößlich ist, sind die Konsequenzen noch nicht wirklich in unserem Alltag und unserem Bewusstsein angekommen.

Die alte, materialistische Betrachtungsweise der Wissenschaft hat die Welt, in der wir leben, maßgeblich geformt. Wie Joanna Macy in ihrem Buch „Die Wiederentdeckung der sinnlichen Erde" schreibt:

„Die Umweltkrise wurzelt tief in unseren Einstellungen und Haltungen. Um unsere Umwelt wiederherzustellen, müssen wir zuerst unsere Beziehung zu ihr erneuern, und das bedeutet, dass wir die psychische Spaltung heilen müssen, die uns von der stofflichen Welt abschneidet. Wir müssen die Beziehung zwischen Geist und Materie ganz neu sehen lernen. Wir walzen die Natur nieder, und misshandeln unseren eigenen Körper, und daran zeigt sich, wie tief diese Gespaltenheit ist; sie erzeugt Angst und das Bedürfnis, alles unter Kontrolle haben zu müssen."

Glücklicherweise existieren neben dieser lebensfeindlichen, paranoiden Einstellung der Spaltung Gegenströmungen, positive Entwicklungen und Denkmodelle, die entgegengesetzte Ziele verfolgen: nämlich die Integration von Geist und Materie, unter Berücksichtigung eines mehr vernetzten, energetischen Weltbildes.

Ganzheitliche Heilung ist unmöglich von einem solchen vernetzten Weltbild zu trennen.

Der Grund, warum manche Menschen sich für die Spaltung entscheiden, scheint sowohl die Angst vor Kontrollverlust als auch die Verfolgung des Traumes eines weltlichen Paradieses zu sein: Die Entstehung einer Welt, in der die Natur vollkommen nach dem Willen des Menschen funktionieren soll, das Leben und die Jugend verlängert und der Wohlstand maximiert werden. Ursprünglich hatten wir Angst vor den Naturgewalten, und wir haben alles daran gesetzt, Macht über sie zu erhalten. Die Natur wurde in der frühen christlichen, westlichen Welt zum Feindbild, zwar Gottesschöpfung, doch mit dem Makel der Erbsünde behaftet. Dieses Bild hat sich gewandelt, aber ohne wirklich frei von negativen Glaubenssätzen zu sein. Es geht hier nicht darum, die Natur zu idealisieren, sondern sich selbst als Bestandteil von ihr zu betrachten, und entsprechend achtsam mit ihr umzugehen.

In der Zwischenzeit wird sowohl im Westen als auch im Osten, sowie überall auf der Welt, unsere Haltung der Natur gegenüber von unersättlicher Gier und rücksichtsloser Konsumsucht geprägt. Wir frönen dem absoluten Körperkult, und gleichzeitig der absoluten Ausbeutung unserer natürlichen Ressourcen. Durch das Hervorheben der Materie einerseits, und ihrer Ausbeutung andererseits tun wir nichts anderes als diese tiefe Existenzangst zu schüren.

Doch egal wie wir uns abstrampeln, dem Tod entkommen wir nicht!

Alles Zusammengesetzte ist vergänglich

„Das Herz der Wirklichkeit ist Vergänglichkeit", schreiben der buddhistische Mönch Matthieu Ricard und der Astrophysiker Trinh Xuan Thuan in ihrem Buch „Quantum und Lotus". Obgleich wir diese Tatsache meist erfolgreich verdrängen, ist es eine der großen Wahrheiten und das Naturgesetz, das diese Welt bestimmt. Alles, was zusammengesetzt ist, wird eines

Tages zerfallen. Sonnensysteme und Galaxien brauchen Äonen, menschliche Körper in der westlichen Welt durchschnittlich 80 Jahre, manche Zellen nur einen Tag. Ich spreche von der durchschnittlichen Dauer der Existenz verschiedener Formen, und erwähne nicht die Unregelmäßigkeiten, die aus dem Gesetz von Ursache und Wirkung entstehen, wie z. B. Unfälle und Krankheiten. Diese Tatsache sollte immer gegenwärtig sein, wenn man sich mit Heilung oder Selbstheilung auseinandersetzt. Wenn wir das Wissen um die Vergänglichkeit wirklich verinnerlicht haben, werden wir u. U. viel mutiger, unerschrockener. Das ist eine gute Basis, um im Hier und Jetzt das Beste aus unserem Potenzial und den Umständen herauszuholen. Es lässt uns unsere Probleme aus einer anderen Perspektive sehen. Wir tun unser Bestes, um ein gesundes Leben zu führen, aber wir wissen, dass unser Körper sich jeden Tag verändert, altert, und dementsprechend anfälliger wird, bis seine Zeit gekommen ist, zu zerfallen. Deshalb sollten wir lernen, das Unvermeidliche zu akzeptieren.

In den Übungen im zweiten Teil dieses Buchs spielen die Akzeptanz und Annahme der Schmerzen, des Unwohlseins, der Behinderung, des Zustandes, so wie er ist, eine zentrale Rolle. Mit einer chronischen Krankheit zu leben ist eine paradoxe Angelegenheit:

Unser Überlebenstrieb befiehlt uns, zu kämpfen, doch gleichzeitig müssen wir unsere Symptome und Empfindungen annehmen und begreifen, damit sie die Möglichkeit bekommen, sich zu verändern.

Die Realität des Todes oder der Vergänglichkeit zu akzeptieren gehört zu jedem Versuch Heilung herbeizuführen.

Auch wenn der Heilungsprozess wie ein Kampf gegen den Tod zu sein scheint, kann er nur wirklich gelingen, wenn dem Tod mit Respekt begegnet wird. Das bedeutet auch, dass der Tod nicht zwangsläufig mit Versagen gleichzusetzen ist. Positive Erfahrungen, die während der Erkrankung gemacht wurden, haben den Menschen verändert, transformiert, so dass er, wenn seine Zeit gekommen ist, eventuell gelöst und in Frieden mit sich selbst gehen kann.

Auch in diesem Fall ist es gerechtfertigt, von Heilung zu sprechen.

Wenn wir den Tod als Realität nicht annehmen, neigen wir dazu, das Leben mit allen Mitteln künstlich erhalten zu wollen, was wiederum neues Leid erzeugen kann. Diese Situation hat schwerlich mit Heilung oder Therapie zu tun.

Wenn wir uns vollkommen mit unserem Körper identifizieren, scheint es keine Möglichkeit für uns zu geben, mit der Angst fertig zu werden, ihn zu verlieren, außer sie zu verdrängen, uns abzulenken, oder zynisch zu werden. Sich mit dem vergänglichen Körper zu identifizieren und wirklich angstfrei, gelassen zu leben, ohne zu wissen, wann der Tod zu uns kommen wird – und es könnte jeden Tag passieren – ist ein Kunststück, das nur Wenige schaffen. Wie viel leichter haben es dagegen Menschen, die gemäß bestimmter spiritueller Traditionen oder Religionen an die Unsterblichkeit des Geistes oder der Seele glauben! Ärzte, die täglich in Kontakt mit schwerkranken Menschen stehen, werden sicher bestätigen können, wie hilfreich oder gar ausschlaggebend eine spirituelle Ausrichtung beim Patienten sein kann. Das heißt nicht, dass alle andere Menschen – und vor allem die Materialisten darunter – keine Chance haben, eine gewisse Gelassenheit im Umgang mit ihrer Krankheit und mit dem Tod zu entwickeln. Die Angst vor Krankheiten und vor dem Sterben ist dennoch logischerweise immer größer bei dem Menschen, der sich mit seinem Körper identifiziert, es sei denn, es existieren in ihm starke Todestendenzen und schwere Depressionen, die ihn in gewisser Weise gleichgültig werden lassen. Doch letztendlich kommt es vor allem darauf an, wie sehr oder wie wenig Menschen Anhaftung oder Abhängigkeiten in ihrem Leben entwickelt haben, und wie gut sie am Ende alle Dinge, die sie lieben, loslassen können.

Eine persönliche Erfahrung hat mich in diesem Zusammenhang sehr geprägt: Ich war 31 Jahre alt, und besuchte damals in Frankreich eine frühere Geigenlehrerin, die, schwer an Brustkrebs erkrankt, auf den Tod wartete. Ihre Knochen waren voll mit Metastasen, und die Schmerzen müßen trotz Morphium schlimm gewesen sein. Aber E. war 40 Jahre jung und Mutter von zwei kleinen Kindern. Sie revoltierte mit jeder Faser ihres Körpers, mit ihrer ganzen Seele gegen diese vollendete Tatsache. Sie schrie den ganzen Tag und es war unglaublich, wieviel Energie in diesem Aufbäumen gegen den Tod steckte. Ihr Mann war Arzt, und vollkommen verzweifelt, weil hilflos. E. war als Atheistin aufgewachsen, und hegte ihr Leben lang eine starke Abneigung gegenüber allen Religionen. Die Krankheit und dieses qualvolle Ende stellten für sie eine ungeheure, unverständliche Ungerechtigkeit dar, die sie wütend machte. Ihr waren noch höchstens zwei weitere Wochen prognostiziert worden. Sie schaffte es fast zwei Monate und ließ nicht locker. Diese zwei Monate waren extrem grausam. Der Schmerz ließ sich kaum bändigen und es war E. nicht möglich, diese hart erkämpfte Zeit mit ihrer Familie zu genießen oder gar zu nutzen. Ihr Tod war ein zorniger, verzweifelter, ein bitterer Tod.

Dabei ist es eigentlich egal, an was man glaubt oder nicht glaubt. Die Hauptsache ist, offen zu sein für Dinge, die es eventuell geben könnte, die erfahrbar sind, die auch Teil unserer Wirklichkeit werden, sobald wir ihnen erlauben, in unser Leben einzutreten. Dafür sind aber Neugierde und Vertrauen notwendig, die frische, offene Haltung eines Kindes, das noch viel zu lernen hat.

Die spannende, in allen Kulturen dieser Erde allgegenwärtige Frage ist einerseits, was einen Fortbestand hat, und in welcher Form oder Nicht-Form es sich manifestiert, andererseits, ob es eine Wirklichkeit jenseits unserer Sinneswahrnehmung und jenseits unserer beschränkten rationalen Begrifflichkeit gibt. Es steht jedoch schon fest, dass Materie eine Form von Energie ist, die sich nach einer gewissen Zeit transformieren muss. Die Form zersetzt sich, die Energie, die die Atome und Moleküle zusammenhielt, entweicht. Aber diese Energie existiert weiter. Sie geht niemals verloren.

Ob sie Träger von Informationen ist, stellt eine der wichtigsten Fragen dar!

Das Konzept der ganzheitlichen Heilung scheint mit philosophischen bzw. spirituellen Denk- und Glaubenssystemen verbunden zu sein. Sämtliche alte Heilsysteme waren Bestandteil von philosophischen, spirituellen oder religiösen Traditionen. Wenn auch manche dieser sogenannten Heilweisen heute etwas fragwürdig erscheinen und sich in der Vergangenheit als nicht sehr wirksam erwiesen haben, können z. B. die ayurvedische, die Traditionnelle Chinesische Medizin oder die tibetische Medizin auf tausende von Jahren erfolgreicher Behandlungen zurückblicken.

Die moderne Medizin wird vorwiegend von einem materialistischen Weltbild geprägt, weil der Materialismus seit dem 19. Jahrhundert unsere westliche Kultur immer konsequenter durchdrungen hat. Nicht alles, was daraus entstanden ist, ist schlecht. Und wir haben ihm große, geniale Errungenschaften zu verdanken. Aber die Entwicklung war zu einseitig, und verlangt dringend nach einer Korrektur.

Emotionale Gesundheit

Doch zurück zu unserem menschlichen Mikrokosmos: Wie könnte emotionale Gesundheit definiert werden?

Bevor wir beginnen, möchte ich zwischen Gefühlen und Emotionen unterscheiden, weil dies für den Umgang mit störenden Emotionen relevant sein wird.

Um den Unterschied zwischen Gefühlen und Emotionen besser zu verstehen, hilft folgende buddhistische Metapher: Stellen Sie sich einen wunderschönen See vor. Auf seiner Oberfläche spiegeln sich die Bäume, ein paar Wolken und der Mond wider. Regen fällt, und tausende von Tropfen bilden veränderliche Kreise; Wind kommt auf, Wellen peitschen ans Ufer.

Die Oberfläche des Sees ist oft in Bewegung, veränderlich, und befindet sich stets in Interaktion mit der Umgebung: Wie ein Spiegel, der alles reflektiert, was auf ihn einwirkt. Diese Bewegungen im Spiegel symbolisieren die Emotionen: Sie sind energetische Reaktionen auf das, was unser Bewusstsein berührt. Die Tiefe des Sees versinnbildlicht unsere Grundqualitäten, ein Zustand, den die buddhistische Philosophie die Essenz unserer wahren Natur nennt. Diese inhärente mitfühlende Weisheit ist nicht reaktiv: Sie existiert einfach, ruht in sich selbst und birgt ein gewisses Potenzial in sich, das unter anderem in der Interaktion mit der Außenwelt Ausdrucksformen annimmt. Die Tiefe des Sees und seine Oberfläche sind eins, nicht voneinander getrennt.

Emotionen sind Ausdrucksformen des tiefer liegenden Potenzials, in Verbindung mit unserem Ich und seinen Reaktionen auf alles, was es berührt.

Der verborgene Schatz im See

Es gibt im tibetischen Buddhismus fünf grundlegende Qualitäten unseres Bewusstseins, die sich in fünf verschiedenen Neurosen verwandeln können. Wenn dies geschieht, hat es folgende Konsequenzen:

Die in sich ruhende raumgleiche Klarheit und Klarsicht wird zur Ignoranz, Stumpfheit oder Dummheit; die Fähigkeit zur präzisen Reflexion der Wirklichkeit zur Ablehnung, bzw. Misstrauen, Angst und Hass; Altruismus, Großzügigkeit und das Bedürfnis alle Lebewesen gleich zu behandeln, werden zu negativem Stolz, Selbstbezogenheit und Überheblichkeit;

37

ein von tiefem Verständnis der Zusammenhänge geprägtes Mitgefühl mit allen Wesen wird zu Gier, Konsumsucht und besitzergreifender Leidenschaft und letztendlich wird die Fähigkeit zu ethischen und angemessenen Aktivitäten zu Aktionismus, Neid und Konkurrenzkampf.

Der Grund für die neurotische Verwandlung unseres Potenzials liegt nach Buddhas Lehre in einem Missverständnis, und im Vergessen unserer wahren Natur. Weil wir uns mit unserem vergänglichen Ich identifizieren, verzerren wir die Wirklichkeit, legen den Filter unseres Egos vor unsere Wahrnehmung der Welt. In der modernen Psychologie ist die Ausbildung eines starken Ichs für die psychische Gesundheit ausschlaggebend. Im Buddhismus ist nicht der Besitz eines starken Ichs das Problem, sondern die Identifikation mit eben diesem.

Wir sind mehr als dieses vergängliche Ego, das im Alltagsleben unbestritten nützlich ist.

Emotionen bestehen aus Energie; solange sie ihre flüchtige Essenz und Dynamik beibehalten, ist die seelische Gesundheit gewährleistet. (Die Etymologie von Emotion beinhaltet die Wurzel „motio", was Bewegung bedeutet). Emotionale Reaktionen sind z. B. Wut, Angst, Neid und Eifersucht, Trauer, aber auch Begierde oder Verliebtheit. Die ablehnenden oder anhaftenden Emotionen können sich verfestigen, zu Gefühlen werden: Die Eindrücke auf der Wasseroberfläche erstarren, bleiben länger bestehen. Es scheint, als ob sie eine dauernde Qualität hätten, und zu den tieferen Gewässern gehören würden. Sie haben eine sich verselbstständigende Dynamik angenommen, und sind in der Lage, negative Kreisläufe zu bilden:

Furcht erzeugt z. B. Aggression, erzeugt Selbsthass, erzeugt Schuld, erzeugt Isolation etc... Der Spiegel ist verschleiert, das Bild, das zurückgeworfen wird, ist verzerrt.

Die wirklich tiefe Natur des Sees birgt Transparenz/Klarheit, intuitive Weisheit, Liebe und Freude.

Diese Aussage beruht auf den Erfahrungen, die Mystiker aller Kulturen und spiritueller Traditionen in ihren geistigen Übungen gesammelt haben. Die gute Nachricht ist, dass jedes fühlende Wesen über dieses Potenzial verfügen soll, die schlechte, dass wir es irgendwie vergessen haben, oder es ignorieren. Wir sind subjektiv getrennt davon, abgelenkt von unserer persönlichen, Ich-bezogenen Sicht der Realität.

Gibt es im absoluten Sinn negative Gefühle oder negative Emotionen? Im Grunde nein. Im relativen Sinn gibt es Emotionen, die im erstarrten, im ausagierten, im unterdrückten oder festgehaltenen Zustand destruktiv werden. Ursprünglich ist jedoch die Natur von Gefühlen und Emotionen eine reine, wertfreie Energie.

Besonders problematisch wird es, wenn einerseits die Oberfläche des Sees zu gefrieren beginnt und zu lange in diesem tiefgefrorenen Zustand verbleibt. Man kann so auch eine gewisse Zeit überleben, es ist zwar ziemlich eindimensional und ungemütlich, aber es scheint, als ob keine Alternative da wäre. Es hat etwas von einer zwanghaften, schmerzhaften Fokussierung. Die Energie, aus der die Emotion besteht, verfestigt sich, und erhält eine greifbare Form, die uns gefangen nimmt. Wir sitzen im Käfig, und versuchen manchmal auch mit Gewalt, uns zu befreien, drehen uns aber häufig nur im Kreise.

Es handelt sich um einen schmerzhaften Zustand und das ist vermutlich einer der Gründe, warum sich viele Menschen vor Emotionen fürchten. Der andere Grund ist, wenn das Gegenteil einer Verfestigung stattfindet, und die Oberfläche in einem dauerhaft aufgepeitschten Zustand bleibt. Beide emotionalen Zustände sind gefährlich, und sie werden fortwährend mit üblen Gedanken gefüttert.

Was auch immer nach buddhistischer Auffassung in unserem See oder an seiner Oberfläche geschieht: Seine ursprüngliche Natur bleibt Raum, Klarheit, reine, liebende Güte und tiefe, ruhige Freude. Alle Verunreinigungen gehören zwar zum See, können aber jeder Zeit befriedet oder herausgefiltert werden, so dass die ursprüngliche Reinheit und Transparenz des Wassers wieder sichtbar wird.

**Gesunde Emotionen sind schnell wechselnde Energie-Wellen
von unterschiedlicher Qualität, Intensität und Leuchtkraft:
Ein farbintensiver Tanz in einem leeren Spiegel.**

Gesunde Emotionen können, müssen aber nicht ausagiert werden! Die gesündere, angemessenere Kontrolle über Emotionen besteht eher darin, sie zuerst wahrzunehmen, anzunehmen, und letztendlich wie ein farbenprächtiges Schauspiel anzuschauen, während wir darin entspannen (oder mit ihnen „tanzen"), bis sie sich von selbst wieder auflösen. Diese Haltung nennt man im tibetischen Buddhismus „das Löwengebrüll", wahrscheinlich, weil sie ein gewisses Maß an Mut und Würde erfordert.

Bei Depressionen, wenn Teile unserer Persönlichkeit sich scheinbar vom See zurückziehen, um sich in einer dunklen Höhle zu verstecken, verwandelt sich unsere Umgebung in einen trockenen Tümpel. Wir mögen uns wundern, warum alles um uns herum so unendlich öde und kraftlos aussieht: Sämtliche Farben sind verschwunden, alles ist grau. Depressionen sind das Ergebnis der Unterdrückung emotionaler Reaktionen, die in Selbstablehnung und in ein Gefühl der Isolation münden. Es ist das, was geschieht, wenn wir es – aus anfänglich guten Gründen – vorziehen, schmerzhafte Empfindungen auszugrenzen, um besser funktionieren zu können. Diese ausgegrenzten, „anästhesierten" Teile unserer Seele vegetieren vor sich hin, während sich unsere mehr oder weniger gut funktionierende Fassade buchstäblich tapfer über Wasser hält. Ein depressiver Mensch fühlt sich meist wie ein Krüppel, wie jemand ohne Beine oder Arme, unvollständig und ohne Hoffnung auf eine Verbesserung seines Zustands. Man sitzt zwar im Rollstuhl, trägt Prothesen, aber die Körperteile sind weg, unersetzbar verloren. Es fühlt sich besonders hoffnungslos an, wenn Anteile unserer Psyche verloren gegangen sind, denn für die kann es keinen angemessenen Ersatz geben!

Deshalb besteht u. a. bei Depressionen die Lösung oder Heilung darin, die verloren gegangene Einheit, oder Unversehrtheit der Psyche wiederherzustellen, indem die abgespaltenen Anteile „nach Hause" gebracht werden. Eine Arbeit, die bei Naturvölkern von einem Schamanen oder einer Schamanin übernommen wird. Im Westen ist es in der Regel der Psychotherapeut, der diese Aufgabe in manchmal ähnlich archaischer Art und Weise, mit dem Patienten zusammen vollbringt.

Weil wir Menschen sind, haben wir eine geistige Fähigkeit zur Kontrolle unserer Emotionen. Eine Hauptmotivation könnte die Suche, das Bedürfnis nach fehlendem Frieden und mangelnder Geborgenheit sein. Ich meine damit, dass wir unsere emotionalen Reaktionen zu unterdrücken versuchen, damit Ruhe und Harmonie herrschen, damit wir nicht anecken, damit wir Zuneigung bekommen, aber leider bewirken wir damit nur das Gegenteil.

Wenn wir von vornherein diese Geborgenheit in uns tragen, z. B. weil wir sie in unserer Kindheit in optimaler Weise erlebt haben, oder durch eine spirituelle Praxis neu erworben haben, werden wir womöglich weniger zu übermäßiger Kontrolle neigen und sehr viel spontaner emotional reagieren, ohne dass es zu unangenehmen Konsequenzen kommt. Aber auch, wenn wir nun mal nicht das Privileg einer glücklichen Kindheit hatten, dürfen wir nicht vergessen, dass es immer möglich ist, die Grundmuster in uns selbst umzugestalten. Umso mehr, als unser ganzes Wesen sich grundsätzlich und immer nach Glück sehnt, und entsprechende Instanzen in uns existieren, die uns zur Erreichung dieses Zieles verhelfen werden.

Tief innen sehnt sich jeder von uns nach emotionaler Sicherheit, nach einem Gefühl der Geborgenheit, das uns ermöglicht vertrauensvoll in die Welt hinauszugehen.

Liebevolle Fürsorge im Kindesalter erzeugt eine gesunde emotionale Reaktionslage, die ein Leben lang anhalten kann.

Emotionale Gesundheit könnte die Fähigkeit sein, einen Zustand der emotionalen Sicherheit (Geborgenheit) aufrechtzuerhalten, frei von Zwanghaftigkeit; ein Zustand, der sich einerseits durch einen frischen und spontanen Fluss von Emotionen, und andererseits durch die Fähigkeit zu einem achtsamen Umgang (positiver, angemessener Kontrolle) auszeichnet.

Die Quelle emotionaler Gesundheit scheint Geborgenheit und Vertrauen zu sein. Diese Fähigkeiten oder Ressourcen werden am besten durch eine Form der gesunden selbstlosen Liebe und Fürsorge der Eltern gefördert. Kein Wunder, dass so viele erwachsene Menschen in unserer Gesellschaft chronisch emotional-krank sind. Die Wenigsten haben diese Voraussetzung in ihrer eigenen Kindheit erlebt. (Dieser Mangel-Zustand ist ein interessantes soziologisches Phänomen, scheinbar typisch für die Industrie-Gesellschaft. Er existiert ebenfalls in anderen Gesellschaftsformen, die häufig von Konflikten und Kriegen heimgesucht werden).

Kontrolle oder Unterdrückung?

Es lohnt sich, ausführlicher über die Fähigkeit zur angemessenen Kontrolle einerseits, und den Fluch der Unterdrückung andererseits, nachzudenken. Während Kontrolle uns z. B. zu einem harmonischen Zusammenleben, zu gesunder Lebensführung und innerem Frieden führen kann, leitet uns die Selbst-Unterdrückung zielgerichtet in krankhafte Prozesse und Verzweiflung.

In den Belehrungen über die buddhistische stille Meditation „Shamata" empfiehlt man dem Schüler, auf keinen Fall zu versuchen, seinen Gedankenfluss oder seine hochkommenden Emotionen zu unterdrücken. Die Kontrolle während der Meditationsübung besteht darin, eine entsprechende

Körperhaltung anzunehmen, die sowohl Achtsamkeit als auch einen freien Fluss der Atmung und der Energie fördert, und die Aufmerksamkeit sanft aber beharrlich auf ein Objekt (z. B. die Atmung) zu lenken. Weil sich das Objekt im Hier und Jetzt befindet, wird der hin und her hüpfende, diskursive Geist verankert, aber nicht mit Gewalt festgehalten. Wenn Gedanken oder Emotionen aufkommen (und das geschieht unaufhörlich), stellt der Übende fest, dass sie da sind, kehrt aber mit seiner Aufmerksamkeit immer wieder zum Objekt, zum Anker zurück. Die Metaphern, die genutzt werden, um das Ausmaß der Kontrolle oder der Aufmerksamkeit zu beschreiben, sind: „Wie die gespannte Saite eines Instruments, nicht zu straff und nicht zu lasch, damit ein vollkommener Ton entsteht. Oder wie die Sehne eines Bogens, damit der Pfeil das Ziel trifft."

Diese Kontrolle, die eigentlich eher als Achtsamkeit bezeichnet wird, stellt eine gewaltfreie Form des Umgangs mit dem Chaos dar.

Die Form der Kontrolle, die aber üblicherweise im Alltag, äußerlich und innerlich, auf allen Ebenen praktiziert wird, hat leider zu oft mit Unterdrückung zu tun.

Unangemessene Kontrolle kann die Ursache für krankhafte Prozesse sein! Überkontrollierte Persönlichkeiten leiden vielfach an chronischen muskulären Verspannungen, Schmerzen, vegetativer Disregulierung, Depressionen, neurotischen Störungen und anderem. Die unangemessene, strenge Kontrolle verhindert eine positive Selbstbeziehung. Vielfach werden vitale Bedürfnisse ignoriert oder unterdrückt, und zu einem viel zu hohen Preis wird eine unechte Fassade aufrechterhalten.

Das wohl berühmteste Motto unserer Zeit in den Therapieräumen des Westens lautet: „Loslassen!". Und die beste Möglichkeit, eine unangemessene Unterdrückung aufzugeben, ist eine Alternative anzubieten, die wirksam ist und sich gut anfühlt. Die Übung der Achtsamkeit, wie sie z. B. in der buddhistischen Meditationspraxis geübt und im zweiten Teil des Buches beschrieben wird, scheint eine solche Alternative darzustellen. Sie setzt allerdings Geduld und Ausdauer voraus.

Geistige Gesundheit

„Es ist dein Bewusstsein, das die Welt gestaltet!"

BUDDHA SHAKYAMUNI

Geistige Gesundheit ist ein Thema, das von verschiedenen Gesichtspunkten aus betrachtet und beurteilt werden kann. Im Allgemeinen hat geistige Gesundheit sehr viel mit Realitätsorientierung zu tun, mit Selbstwertgefühl und einem stabilen Ich- oder Selbstbewusstsein, sowie mit angemessenem sozialem Verhalten und Ethik, d.h. mit einem tief-begründetem Gefühl für das richtige Verhalten gegenüber anderen Lebewesen. Dieses angemessene Verhalten oder Wohlverhalten beinhaltet wiederum Mitgefühl, Respekt und Toleranz, und die bereits erwähnte angemessene Kontrolle über destruktive emotionale Impulse.

Das Modell der Homöostase, das wir im Bezug zur körperlichen Gesundheit kennen gelernt haben, lässt sich genauso gut im energetischen, emotionalen und geistigen Bereich erkennen. Dort existieren – wie im Körper auch – ideale Parameter, ein idealer Gleichgewichtszustand, der für optimale Funktionen sorgt. Und in einer ähnlichen Weise wie der physische Mikrokosmos sich fortwährend selbst reguliert, versucht die Psyche durch Lernen, Erinnern, bzw. Schöpfen aus einem reichen Fundus an vergangenen Erfahrungen, kreativem Umgang mit Begebenheiten, Anpassung, Kompensierung, und zum Teil auch durch Verdrängung oder Vergessen, ihr Gleichgewicht aufrechtzuerhalten. Wenn ihr dies allerdings nicht gelingt, leidet auch der Körper darunter. Die sogenannten psychosomatischen Erkrankungen sind das Ergebnis einer gehemmten oder unzureichenden psychischen Selbst-Regulierung.

Anders ausgedrückt: Der Körper ist das Sprachrohr des Unterbewusstseins, oder der Seele, jene Funktion des Geistes, die für die Aufrechterhaltung des psychischen Gleichgewichts sorgt.

Nach dem oben zitierten Spruch von Buddha Shakyamuni verhält es sich so, dass wir mit unseren Emotionen und unseren Gedanken die Materie unseres Körpers sowie unsere Lebensumstände formen. Es ist wichtig, über diese tiefe Weisheit nachzudenken, denn sie bildet die Grundlage unserer Bemühungen nach Selbstheilung.

Der Neurobiologe Gerald Hüther schreibt in seinem Buch „*Die innere Macht der Bilder*“:

„*Wie die Hirnforscher in den letzten Jahren zeigen konnten, ist die Art, wie ein Mensch denkt, fühlt und handelt, ausschlaggebend dafür, welche Nervenzellverschaltungen in seinem Gehirn stabilisiert und ausgebaut und welche durch unzureichende Nutzung gelockert und aufgelöst werden.*“

Anders ausgedrückt: Unsere Denkmodelle, emotionalen Reaktionsmuster und gewohnheitsmäßigen Handlungen prägen sich tief in die Materie unseres Körpers, bzw. unseres Gehirns ein. Glaubenssätze und lang gepflegte Konzepte formen unsere Lebensumstände sowie unsere Persönlichkeit.

Wenn dem so ist, müsste es doch möglich sein, durch bewusst herbeigeführte Veränderungen, neue Verschaltungen, neue Bahnen auszubauen und zu stabilisieren, so dass wirklich tiefgreifende Veränderungen in unserem Körper-Seele-Geist-Kontinuum sichtbar und fühlbar werden. Zum Teil könnte es durch entsprechende, harte Arbeit (viele Wiederholungen des gleichen Musters) geschehen, oder durch spontane, tiefgreifende Erkenntnisse (z.B. spirituelle oder kathartische Erlebnisse). Deshalb sind beispielsweise unsere innere Haltung, Änderungen in unserer Lebensführung und Lebenshygiene, Ernährung, Schlaf, etc. und auch regelmäßig ausgeführte Übungen von zentraler Bedeutung. Aber die Entscheidung zur Veränderung wird stets zuerst in unserem Geist getroffen: Dort befindet sich die Fähigkeit zur Erkenntnis, zur Einsicht, die Anlage zur Achtsamkeit, zur bewussten Wahrnehmung, die gespeicherten Informationen aus Jahrtausenden, das intuitive Wissen, die Kreativität oder formgebenden Kräfte. Unser Geist beinhaltet, ohne größenwahnsinnig klingen zu wollen, ein schier unerschöpfliches Reservoir an Potenzial, das nur zum geringfügigen Teil genutzt wird. Aber auch dieser Teil, so klein er auch sein mag, birgt genug Möglichkeiten in sich, um Wunder zu bewirken.

Die Widerstände, die sich bei der Umwandlung unproduktiver Gewohnheiten bemerkbar machen, leuchten ein: Solange die alten Muster und (Auto-) Bahnen im Gehirn noch nicht gelöscht sind, funken sie kräftig dazwischen. Der berüchtigte „innere Schweinehund“ könnte nichts anderes sein als ein solcher alter Autobahnabschnitt, der sich weigert, stillgelegt zu werden.

Wie Sie schon eingangs über Qi-Energie lesen konnten, befindet sich in den traditionellen asiatischen Heilsystemen der Sitz des Geistes oder des Bewusstseins im Herzen (Shen). Die Intelligenz, die sich in den Gehirnfunktionen zeigt, wird eher als Körperintelligenz bezeichnet, oder besser gesagt, als Kommandozentrale für die Körperintelligenz und gleichzeitig Koordinationszentrale für die Vernetzung von Körper und Psyche. Eine Zweigstelle der Körperintelligenz, die mit unserem limbischen System im Gehirn eng verknüpft zu sein scheint, ist die instinktive, emotionale Intelligenz im Bauch. Auch dort, im Darm, befinden sich Nervenzellen, die ihren Schwestern im Gehirn in nichts nachstehen.

Aber im Grunde gibt es keinen wissenschaftlichen Beweis dafür, wo sich der Sitz des Bewusstseins tatsächlich befindet.

Im zweiten Teil des Buches werden Sie, wenn Sie sich auf die beschriebenen Übungen einlassen, erleben, dass jede Zelle Ihres Körpers, Ihre Gefühle und Ihr diskursiver, und nicht-diskursiver Geist, dass all das mit reinem Bewusstsein erfüllt ist.

Zusammenfassung:

Geistige Gesundheit sorgt für zwei Arten von Gleichgewichtszuständen:

■ **Das Gleichgewicht zwischen instinktiven, rationalen und intuitiven Funktionen des Bewusstseins wird aufrechterhalten, bzw. immer wieder hergestellt. Dies beinhaltet eine reibungslose Zusammenarbeit des Unterbewusstseins und des Tagesbewusstseins, sowie aller anderen Bewusstseinsanteile.**

■ **Die Erhaltung eines sozialen oder ethischen Gleichgewichts, das „Sich-bewusst-Sein", Teil eines Ganzes zu sein.**

Darüber hinaus zeichnet sich das geistige Gleichgewicht durch ein ausgewogenes Ich-Bewusstsein (sprich gesundes Selbstvertrauen), Konzentrationsfähigkeit, Kreativität, gutes Erinnerungsvermögen, schnelle Auffassungsgabe und problemlose Kooperation mit der Gefühlswelt aus. Diese problemlose Kooperation beinhaltet einerseits achtsamen Umgang und angemessene Kontrolle über die emotionalen Reaktionen, und andererseits die bewusste Wahrnehmung und das bewusste Ausleben der positiven Eigenschaften unserer Gefühlsnatur.

Eine wichtige Frage der Naturwissenschaft ist: Existiert Bewusstsein außerhalb grobstofflicher Materie, oder ist Bewusstsein stets an Materie gebunden, aus der es Schritt für Schritt im Laufe der Evolution entstanden sein mag? Unabhängig davon, wie die Antwort lauten mag, wissen viele Wissenschaftler inzwischen, dass Bewusstsein, Energie und Körper in einer komplexen Vernetzung zusammenarbeiten.

Ganzheitliche Gesundheit zeichnet sich durch eine dynamische, harmonische Vernetzung zwischen Körper, Energie/Gemüt und Geist, und durch eine gute, wirkungsvolle Fähigkeit zur Selbst-Regulation aus.

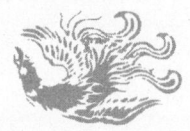

Kapitel 2
Salutogenese und Pathogenese

„Sammle die positiven Aspekte des Lebens für die dunkle Zeit."

Nossrat Peseschkian

„Der salutogenetische Ansatz gibt keine Gewähr für die Problemlösung der komplexen Kreisläufe im menschlichen Leben, aber selbst im schlechtesten Fall führt er zu einem tiefergehenden Verständnis und Wissen und damit zu einer Voraussetzung, sich dem gesunden Pol des (Gesundheit-Krankheits...) Kontinuums nähern zu können."

Aaron Antonovsky

Salutogenese

Aaron Antonovsky, Jahrgang 1923 und 1994 verstorben, war Medizinsoziologe. Von ihm und von seiner Frau Helen, einer Entwicklungspsychologin, stammt das Konzept der Salutogenese, oder genauer gesagt, das Konzept der „Salutogenetischen Orientierung". Salutogenese besteht aus den Worten Saluto und Genese, die soviel bedeuten wie „die Entstehung von Heil", oder „was Heilung entstehen lässt". Nach Antonovsky gibt es nicht auf der einen Seite die Krankheit, auf der anderen die Gesundheit, sondern eine Art Kontinuum: Gesundheit-Krankheit-Gesundheit... u.s.w.

Mit dem Verständnis von Gesundheit als Fähigkeit, im Gegensatz zu der Definition von Gesundheit als Zustand lässt sich die These von Antonovsky besonders gut verbinden. Diese besagt, dass die gesamte Geschichte eines Wesens (Menschen), d.h. alle Faktoren, die es und seine

Lebenssituation ausmachen (Homöostase und Heterostase, Gleichgewicht und Chaos), das Phänomen des Alterns und letztendlich die Rückentwicklung bis zum Tod (negative Entropie) „Kerncharakteristika aller lebenden Organismen sind".

Beim Konzept der Salutogenese spielen die positiven Ressourcen eines Menschen, ob sie äußerlicher oder innerlicher Natur sind, die Hauptrolle. Über je mehr Ressourcen ein Mensch verfügt, umso größer sind seine Chancen, ein Gefühl von Kompetenz zu entwickeln, „sich dem gesunden Pol des Krankheit-Gesundheit-Kontinuums" zu nähern, und sich dort über längere Zeit aufzuhalten. Damit diese Ressourcen auch wirklich effektiv eingesetzt werden können, muss, so Antonovsky, den vielen Stressoren im Leben ein Sinn gegeben werden. Dies wiederum erzeugt ein Gefühl von Vertrauen, von „Kohärenz", Zusammenhang (das Schlüsselwort der Salutogenese), auch von positiver Kontrolle.

Was ist das Kohärenzprinzip?

„Die Anforderungen aus der inneren und der äußeren Welt werden als strukturiert, vorhersagbar und erklärbar erlebt, daraus entsteht eine Empfindung der Verstehbarkeit."

„Eine Reise von tausend Meilen beginnt mit dem ersten Schritt"

LUISE REDEMANN

Mit Kohärenzgefühl ist keine Gemütsregung gemeint, sondern ein Einstellungsmuster „die Welt in einer bestimmten Weise zu sehen" (Prof. Dr. Klaus Jork). Auf diesem Verständnis wurden von Antonovsky verschiedene Grundregeln für die Entwicklung von Vertrauen entwickelt:

- Das Gefühl der Verstehbarkeit, berücksichtigt kognitive Verhaltensmuster.
- Das Gefühl der Handhabbarkeit, bzw. Bewältigbarkeit, berücksichtigt kognitive-emotionale Verarbeitungsmuster.
- Das Gefühl von Sinnhaftigkeit, bzw. von Bedeutsamkeit, berücksichtigt emotional-motivationale Komponenten menschlichen Erlebens.

Beim Kohärenzprinzip geht es also vor allem um ein Gefühl des Grund-
vertrauens, das durchdringender und ausdauernder Natur ist. Egal, was
geschehen mag, es handelt sich um eine positive Herausforderung, an der
der Mensch über sich hinaus wachsen kann, eine Erfahrung, die ihm ver-
ständlich, sinnvoll, ja sogar bedeutungsvoll erscheint, und mit der er kraft
seiner Ressourcen und vorhandenen Fähigkeiten fertig werden kann.
Diese bejahende Haltung einer Krankheit oder schicksalhaften Miss-
ständen gegenüber hat nichts mit Resignation zu tun. Vielmehr handelt
es sich hierbei um einen geschickten und intelligenten Umgang, der En-
ergiereserven mobilisiert.

Die zentrale Frage des salutogenetischen Grundgedankens ist sicher:
Wie soll das zu bewerkstelligen sein? Wie sollen krankmachende Faktoren oder Situationen in gesundheitsfördernde, Stärke erzeugende Erfahrungen transformiert werden?

Geben wir unserer Krankheit einen Sinn, befinden wir uns eher in der
Lage, unsere Selbstregulation zu aktivieren. Auf jedem Fall fühlen wir uns
weniger ausgeliefert.

Meine eigene Fallgeschichte ist mir ja am gründlichsten bekannt, wes-
halb ich sie hier gern als Beispiel für das gelebte Kohärenzgefühl wieder-
geben möchte.

Das Gefühl der Verstehbarkeit, die einleuchtende, vernünftige und
logische Erklärung, warum ich plötzlich an Krebs erkrankt war, tauchte
unmittelbar nach der Diagnose auf. Ich wusste, warum ich mich schlecht
und geschwächt fühlte: Jahre des negativen Stresses waren dem vorausgegangen, gekrönt von einem traumatischen Ereignis, dem Tod meines
Bruders, der 1995 an Aids verstarb. Damals noch alleinstehende Mutter von
zwei Kindern und gänzlich ohne finanzielle fremde Hilfe, musste ich die
Kleinfamilie allein ernähren, was mir zunehmend schwer fiel. Ich sehnte
mich nach einer guten Beziehung und nach Unterstützung, und hatte
beides noch nicht wirklich gefunden. Der Buddhismus und meine Arbeit
als Heilpraktikerin haben mir sicher geholfen, und trotzdem war ich überfordert. Dann brach die Aidserkrankung bei meinem Bruder aus, und weil
wir uns sehr nahe waren, fuhr ich öfters nach Frankreich, um ihm zu helfen. Zusehen zu müssen, wie er so schnell abbaute und litt, war unerträg-
lich. Alles, was ich gelernt hatte, die buddhistische Philosophie über Vergänglichkeit, Karma, das Loslassen von Emotionen, nichts, aber auch gar
nichts konnte mir in dieser Zeit helfen. Ich zog mich zurück und bat meine
Lehrer nicht um Unterstützung.

Mein Bruder hieß Georges. Er war ein wunderbarer Musiker, Sänger, Klarinettist und Dirigent, und er war ein begnadeter Pädagoge, ein geachteter und sehr beliebter Mensch in unserer Region in Frankreich. Was vor vielen verborgen blieb, war seine Erkrankung. Das Virus hatte sich vier Jahre nach der Ansteckung im Zentralnervensystem – gemeinsam mit dem Erreger einer banalen Katzenkrankheit (Toxoplasmose) – eingenistet, und zuerst schwere Sprach-, dann Schluckstörungen verursacht.

Georges erwartete von mir, dass ich mich um unsere Mutter kümmerte. Außerdem hatte er die aberwitzige Idee, ich könnte ihn tatsächlich heilen. Zusätzlich sollte ich unsere Mutter über seine Krankheit aufklären. Meine Mutter war schon seit Jahrzehnten schwer depressiv und meine Beziehung zu ihr war sehr distanziert, also graute mir vor der Vorstellung, mich intensiver um sie kümmern zu müssen.

Mit dieser mehrfachen Überforderung als tonnenschweres Gewicht auf der Brust fuhr ich an den Wochenenden mehrmals nach Frankreich, 1400 km hin und zurück. Später, als es dem Ende zuging, blieb ich auch für Wochen dort. Meine Kinder, 18 und 20 Jahre alt, konnte ich gut alleine lassen. Begeistert waren sie trotzdem nicht.

Bis jetzt habe ich mehr über Pathogenese (Patho*-Krankheit, Genese-Entstehung) als über Salutogenese gesprochen. Meine Erzählung macht transparent, was mich erkranken ließ, nämlich ein chronischer Stress, eine chronische Überforderung, die mit sich brachte, dass ich schlecht schlief, aß und zuviel rauchte. Die Brustkrebserkrankung brach sechs Monate nach dem Tod von Georges aus und entwickelte sich in den nächsten zwölf Monaten zu dem Krankheitsbild, das in der Einleitung dieses Buches beschrieben wird. Ich schätze, dass es sechs Monate waren, denn nach dieser Zeit war ich ständig schwer erkältet, sogar im Hochsommer. Eine Mammographie zeigte in September 1995 eine harmlose Zyste, genau an der Stelle, wo im Frühjahr 1996 die drei Tumore festgestellt wurden.

Soviel zum Thema „Verstehbarkeit", das unsere erste Voraussetzung für die Entwicklung des Kohärenzgefühls bildet.

Das Gefühl der Handhabbarkeit oder das Gefühl, die Situation bewältigen zu können, brauchte ca. einen Monat, um zu entstehen. Dem sind viele Gedanken, Überlegungen und Zeiten wichtiger Entscheidungen vorausgegangen. Im Keim war schon etwas in meinem Herzen, eine Ahnung

---

* „Pathos", das Leiden (griech., 17. Jhdt.)

vielleicht, die mich vertrauensvoll in die Zukunft blicken ließ. Ich habe es das erste Mal bemerkt, nachdem mir die linke Brust abgenommen wurde. Dann geschah etwas Wichtiges in mir, als ich mich nach meiner Brustoperation mit einem befreundeten französischen Onkologen unterhielt, der selbst an Krebs erkrankt war, und mich in Mannheim besuchte. Weil wir uns gut kannten, zeigte er vielleicht mehr emotionale Betroffenheit, als er es sonst gegenüber seinen Patienten tat. Er meinte es sicher hundertprozentig gut, aber seine Aussage war vernichtend: „Es ist so furchtbar, es tut mir so Leid! Wahrscheinlich kannst Du Dich morgens nicht mehr im Spiegel anschauen!" (Dann, während er im Bericht des Chirurgen und der Pathologie weiterblätterte...): „Oh Gott, das sieht aber ganz schlecht aus! Also, maximal 25% Überlebenschancen für die nächsten Jahre!"

Paradoxerweise verhalf mir dieses Gespräch zu einer sofortigen und heftigen Trotzreaktion: Genau in diesem Moment fasste ich den bewussten Entschluß, es ihm und allen anderen, inklusive mir selbst, zu zeigen.

Ich war schon immer ein etwas rebellischer Mensch. Dieser Charakterzug gehört, je nach Situation, zu meinen schwierigsten Seiten, aber auch zu meinen wichtigsten Ressourcen! Nach diesem Entschluss konnte ich Schritt für Schritt mit der Unterstützung guter Freunde meine Lebenssituation umorganisieren, um so die Basis für den weiteren Heilungsprozess zu schaffen. In dem Moment, in dem ich mich getraut habe, um Hilfe zu bitten, habe ich sie auch bekommen. Während der ambulanten Chemotherapie lebte ich eher zurückgezogen wie in Klausur, bei meinem neuen Partner in einer sehr friedlichen Umgebung. Meinen quasi erwachsenen Kindern hatte ich die große Wohnung hinterlassen, und eine gute Freundin, die vorübergehend in Mannheim lebte, gebeten, dass sie dort einziehen möge. Danach, habe ich meinen Körper gereinigt und wiederaufgebaut. Buddhistische Lehre, Meditation, Qi Gong, gesunde Ernährung, Naturheilkunde, Kreativität (Malen u. a.): Alle diese wunderbaren Ressourcen, die in meinem Fundus, in meiner Schatzkiste, vorhanden waren, konnte ich plötzlich richtig nutzen, weil ich die Voraussetzung dafür geschafft hatte.

Spätestens zu diesem Zeitpunkt, nach der Chemotherapie, als ich damit begonnen hatte, mich zu regenerieren, entstand in mir das Gefühl der Bedeutsamkeit dieser Erkrankung, als eine Art Katharsis*. Diese Krankheit, die zu Recht Schrecken verbreitet, hatte mein Leben und meine innere Einstellung gründlichst transformiert. Menschen, die mich vorher gekannt

---

* Katharsis: Reinigung, Abreaktion der krankheitsverursachenden Affekte

und nachher erlebt haben, waren Zeugen einer wundersamen Verwandlung. Die frühere Françoise war sehr schlank, nervös, kantig, etwas unnahbar, oft mürrisch und selbstbezogen, humorlos, emotional sehr unausgeglichen. Die neue Françoise war füllig, weich, offener, herzlicher und heiterer, mitfühlender und viel entspannter.

Ich habe in den letzten zwölf Jahren den Tod als großen Meister betrachtet, der mir beigebracht hat, das Leben in der Fülle der Gegenwart zu schätzen und zu genießen. Die Lehren, die mir in dieser Zeit erteilt wurden, sind von vielfältiger Natur gewesen!

In jedem Fall bin ich voller Dankbarkeit für dieses größte aller Geschenke, die Selbstakzeptanz und die Bejahung des Lebens an sich, mit allem, was es zu bieten hat.

Wäre es nicht sinnvoll, chronisch kranken Menschen grundsätzlich zu ermöglichen, ihre Situation zu verstehen, ihnen die Unterstützung zukommen zu lassen, die ein Gefühl von Kompetenz in ihnen enstehen lässt, und ihnen die Bedeutsamkeit dieser Erfahrung, dieser Auseinandersetzung mit der Krankheit näher zu bringen? Leider ist diese Vorgehensweise ziemlich zeitintensiv und setzt eine entsprechende Ausbildung des therapierenden Personals voraus. Dazu kommt noch, dass nicht jede Patientin, jeder Patient sich selbstverantwortlich mit ihren/ seinen Krankheitssymptomen auseinandersetzen möchte. Viele ziehen es vor, den Kopf in den Sand zu stecken, und den „Onkel Doktor" werkeln zu lassen. Und doch wäre es ein so großer Fortschritt für das gesamte Gesundheitswesen, Menschen zur Selbstverantwortung hin anzuleiten und zu begleiten!

Das Phänomen der Schuld
als pathogenetischer Faktor

Schuldgefühle und Gefühle, Opfer des Schicksals, des Karmas oder Ähnlichem zu sein, fördern eher krankhafte Prozesse. Dabei spielt das Opfergefühl die destruktivere Rolle, weil ein Opfer die Kontrolle und die Verantwortung über sein Leben verliert, und zum Spielball destruktiver Mächte wird.

Religiöse oder spirituelle Menschen neigen dazu, ihr Leben in die Hände Gottes, bzw. einer wohlwollenden, mitfühlenden und weisen göttlichen Instanz zu übergeben. Interessanterweise wirkt sich diese Hingabe im Gegensatz zum negativen Opfergefühl heilsam aus, und kann sogar kathartische Prozesse in Gang setzen, die Spontanheilungen zur Folge haben. Der Grund dafür könnte sein, dass eine göttliche Instanz, die stets auch Teil unseres Selbst ist, und nicht nur etwas, das außerhalb von uns existiert, die Wahrscheinlichkeit und Bereitschaft, Wunder geschehen zu lassen, erheblich fördert, und ungeahnte Kräfte freisetzen mag.

Das Gesetz von Ursache und Wirkung

Die exakte Übersetzung des Sanskrit-Begriffs „Karma" ist Handlung, und im weiteren Sinne „Ursache und Wirkung". Es handelt sich hierbei um ein sehr pragmatisches Gesetz mit weitreichenden physikalischen Konsequenzen, welches zunächst einmal ganz unabhängig von moralischen, philosophischen oder religiösen Bedeutungen existiert.

Auf der individuellen Ebene postuliert die Karma-These, dass Handlungen körperlicher, sprachlicher und geistiger Art Konsequenzen auch für den Handelnden haben. Diese Handlungen hinterlassen eine Saat, einen Keim im Geistesstrom des Handelnden. Die Motivation, die der Handlung zugrunde liegt, spielt hierbei eine wesentliche Rolle: Heilsame Handlungen bewirken glückliche, schädigende Handlungen leidvolle Umstände.

Die buddhistische Philosophie hat den Karma-Gedanken vom Hinduismus übernommen, und die eher sachliche, praktische Bedeutung dieses Gesetzes hervorgehoben. Karma stellt die Grundlage der physischen Existenz sowie die Grundlage unserer emotionalen und geistigen Erfahrungswelten in ihrer Gesamtheit dar.

Problematisch wird die Interpretation dieses Prinzipes von Ursache und Wirkung, wenn negative Zustände und Lebensumstände aus fraglichen Motiven heraus damit entweder bekräftigt oder entschuldigt werden. Zum Beispiel ist die Entstehung des Kastensystems in Indien einer machtpolitischen und fundamentalistischen Auslegung dieses Gesetzes zu verdanken. Die unterste Kaste der Unberührbaren verbringt eine furchtbare Existenz unter höllenähnlichen Umständen, während die höchste Kaste der Brahmanen Macht, Ansehen und Geld, alle Vorzüge der Götterbereiche für sich in Anspruch nimmt. Diese Kasten sind streng voneinander getrennt, daher der Name „Unberührbare", der den Ärmsten gegeben wurde. Jahrhunderte lang gab es keine Gnade und keine Chance für den Bettler, für den Lepra-Kranken, jemals aus diesem Zustand herauszukommen. Es ändert sich zwar heute, doch sehr langsam. Man braucht nur durch die Straßen einer indischen Großstadt spazieren zu gehen, um die Überreste dieser fatalen Interpretation von Karma zu sehen.

Ähnlich verhält es sich mit den Konzepten von Schuld und Sühne unserer westlichen kirchlichen Institutionen. Schuldgefühle sind eher die Ursache für krankhafte Prozesse und tragen weniger zur Gesundung bei. Das Konzept der Gnade hingegen gilt eher als gesundheitsfördernd.

Dennoch stellt das Prinzip von Ursache und Wirkung an sich eine zweifellos ideale Grundlage für das Kohärenzgefühl dar. Alles, was zu mehr Verständnis einer Krisensituation beiträgt, erhöht automatisch das Energiepotenzial, um die Krise zu lösen. Die Chancen lassen sich verdoppeln, wenn zu diesem Verständnis über Zusammenhänge auch Mitgefühl hinzukommt.

Fragebogen:

Wie gut funktioniert Ihre Regenerationfähigkeit?

Betrachten Sie bitte den Fragebogen auf der folgenden Doppelseite als eine Bestandsaufnahme, die einen Großteil Ihres Selbstheilungspotenzials widerspiegelt.

Beantworten Sie die folgenden Fragen, und addieren Sie anschließend alle Punkte zusammen. Schauen Sie dann nach der entsprechenden Bewertung am Ende des Fragebogens.

Versuchen Sie, so aufrichtig wie möglich zu sein, und nehmen Sie sich genügend Zeit, um über die Fragen nachzudenken. Es ist eventuell vorteilhaft, Angehörige oder/und Freunde nach ihrer Meinung zu fragen, um zu einem objektiveren Ergebnis zu gelangen.

Im Anschluss an den Fragebogen finden Sie eine detaillierte Beschreibung der Frageninhalte.

Kriterium: / Skala:	30	20	10	5	0	Eigener Wert:

1/ Wie oft bekommen Sie im Jahr Infektionskrankheiten, z. B. Erkältungen?   ○   ○   _____
Null-, Ein-/zweimal = 10; häufiger als 2x = 0 Pkt.

2/ Wie lange dauert in der Regel die Erkrankung?   ○   ○   ○   ○   _____
Bis zu 3 Tage = 20; bis zu 1 Woche = 10; bis zu 2 Wochen = 5; länger = 0 Pkt.

3/ Leiden Sie unter allergischen Reaktionen?   ○   ○   ○   _____
Nein = 10; eingeschränkt = 5; Ja = 0 Pkt.

4/ Leiden Sie unter einer chronischen Erkrankung
oder Symptomatik (z. B. Schmerzen)?   ○   ○   ○   ○   _____
Nein = 20; eingeschränkt = 10; Ja = 0 Pkt.

5/ Haben Sie in der Vergangenheit
eine Krebserkrankung durchlebt?   ○   ○   ○   _____
Nein = 30; vor längerer Zeit (mehr als 10 Jahren) überwunden = 20;
Krankheit vor kürzerem = 0

6/ Haben Sie in den letzten Monaten oder Jahren eine Verschlechterung oder zunehmende Häufigkeit bestimmter,
für Sie typischer Symptome bemerkt?   ○   ○   ○   _____
Nein = 20; leichte Verschlechterung = 10; Stark = 0 Pkt.

7/ Gab es in Ihrem Leben irgendwelche
unbewältigte Traumata, Schockerlebnisse,
insbesondere in den letzten 2 Jahren?   ○   ○   ○   _____
Nein = 30; kleinere, länger zurückliegend = 10; Ja= 0 Pkt.

8/ Wie schätzen Sie Ihre Stressanfälligkeit ein?   ○   ○   ○   _____
gering = 20; mittel = 10; stark = 0 Pkt.

9/ Fällt es Ihnen leicht, über emotionale
Verletzungen hinwegzukommen?   ○   ○   ○   _____
Ja = 10; verschieden = 5; Nein = 0 Pkt.

10/ Wie schätzen Sie Ihr Suchtverhalten ein?   ○   ○   ○   _____
kein Suchtverhalten = 10; leichtes Suchtverhalten = 5; stark = 0 Pkt.

11/ Sind Sie ein sozial-gut integrierter Mensch?   ○   ○   ○   ○   _____
Ja = 10; eingeschränkt = 5; Nein = 0 Pkt.

12/ Fällt es Ihnen schwer, zu entspannen?   ○   ○   ○   _____
Nein = 10; manchmal = 5; Ja, regelmäßig = 0 Pkt.

13/ Sind Sie ein unabhängiger, autonomer Mensch?   ○   ○   ○   _____
Ja = 10; teilweise = 5; Nein = 0 Pkt.

14/ Sind Wohlbefinden und Lustempfinden
feste Bestandteile Ihres Lebens?   ○   ○   ○   _____
Ja = 10; wenig = 5; eher nicht = 0 Pkt.

Zwischensumme: _____ _____

Übertrag Zwischensumme: _____ _____

Kriterium: / Skala:	30	20	10	5	0	Eigener Wert:

15/ Haben Sie das Gefühl, dass Sie
Ihre wichtigsten Bedürfnisse kennen? ○ ○ ○ _____
Ja = 10; teilweise = 5; Nein = 0 Pkt.

16/ Haben Sie die Möglichkeit,
Ihre wichtigsten Bedürfnisse zu befriedigen? ○ ○ ○ _____
Ja = 20; teilweise = 10; eher nicht = 0 Pkt.

17/ Wie schätzen Sie
Ihr Bedürfnis nach Kontrolle ein? ○ ○ ○ _____
schwach = 10; eingeschränkt = 5; sehr stark = 0 Pkt.

18/ Fühlen Sie sich kompetent? ○ ○ ○ _____
Ja = 10; teilweise = 5; Nein = 0 Pkt.

19/ Sind Sie in der Lage, sich gegen Angriffe
oder Übergriffe zu schützen? ○ ○ ○ ○ _____
Ja = 10; teilweise = 5; Nein = 0 Pkt.

20/ Wie schätzen Sie Ihre Kreativität ein? ○ ○ ○ _____
stark = 10; mittelmäßig = 5; schwach = 0 Pkt.

21/ Wie ausgeprägt ist Ihre Eigenaktivität,
unternehmen Sie regelmäßig etwas,
was Ihnen guttut? ○ ○ ○ _____
regelmäßig, häufig = 20; gelegentlich = 10; eher nie = 0 Pkt.

22/ Ist irgendeine Form von regelmäßiger
Aktivität Teil Ihres Alltags? ○ ○ ○ _____
Ja = 20; gelegentlich = 10; eher nicht = 0 Pkt.

23/ Haben Sie eine positive Gottesbeziehung,
bzw. Vertrauen in eine übergeordnete Kraft –
unabhängig von einer Institution und frei von
Ängsten und Schuldgefühlen – oder eine entsprechende sinngebende Lebensauffassung? ○ ○ ○ _____
Ja = 30; teilweise = 10; Nein = 0 Pkt.

24/ Ist die genetische Grundlage in Ihrer Familie
frei von Erbkrankheiten? ○ ○ ○ _____
Ja = 30; teilweise = 10; Nein = 0 Pkt.

25/ Fühlen Sie sich materiell,
bzw. finanziell sicher aufgehoben? ○ ○ ○ ○ _____
Ja, vollkommen sicher = 30; zum Teil, momentan, manchmal Sorgen = 20;
selten, häufig Sorgen = 10; ständig Angst um finanz. Sicherheit = 0 Pkt.

26/ Ihr Alter? ○ ○ ○ ○ ○ _____
jünger als 20 = 30; 20-40 = 20; 40-60 = 10; 61-75 = 5; älter als 75 = 0 Pkt.

SUMME: _____ _____

310 – 420: Ihre Selbstregulation funktioniert reibungslos, und Sie können mit hohen Belastungen gut bis mühelos fertig werden.

220 – 310: Sie verfügen über eine passable bis gute Regenerationsfähigkeit, und brauchen sich noch keine Sorgen zu machen. Es macht trotzdem Sinn, sich die Bereiche, in denen Sie „schwächeln" genauer anzuschauen, um eventuelle Korrekturmaßnahmen zu treffen, so weit es möglich ist. Dies ist vor allem notwendig, wenn sich Ihre Punktzahl der unteren Grenze nähert.

120 – 220: Sie befinden sich sozusagen auf der Kippe: Ihr Organismus kämpft, aber es ist mit vielen Anstrengungen verbunden, den Zustand des Gleichgewichts aufrecht zu erhalten. Wahrscheinlich fühlen Sie sich oft unwohl, müde und abgeschlagen. Entweder sind Sie schon chronisch krank oder zumindest fühlen Sie sich immer kränklich. Im besten Fall befinden Sie sich in einem Bereich, in dem Sie sich nie wirklich fit fühlen. Es ist von großer Bedeutung für Sie das Ruder jetzt herum zu reißen, und Ihrem Körper und Ihrem gesamten System mehr Unterstützung zukommen zu lassen.

0 – 120: Sie befinden sich in einem Zustand, in dem Ihre Regulations- und Regenerationskräfte entweder blockiert, gehemmt oder erschöpft sind. Um diesen Zustand zu beseitigen, erfordert es auf jedem Fall eine fachliche Betreuung, und eine ausdauernde, intensive, ganzheitliche Therapie.

Nachdem Sie den Fragebogen ausgefüllt haben, bekommen Sie einen kleinen Überblick darüber, welche Faktoren zur Erzeugung und Erhaltung einer guten Regulation wirklich relevant sind.

Dieser Fragebogen erhebt nicht den Anspruch vollständig und repräsentativ zu sein, aber er berücksichtigt Ergebnisse einer wissenschaftlichen Studie (Heidelberger Prospektive Langzeitstudie 1973 bis 1993), und basiert auf meinen eigenen Erfahrungen als Therapeutin. Wir werden im Folgenden die gesundheitsfördernden Faktoren als Ressourcen kennzeichnen.

Die wichtigsten Ressourcen, über die wir verfügen, sind in der Reihenfolge ihrer Bedeutung und Relevanz aufgeführt.

Spirituelle Grundeinstellung:

Menschen, die die Existenz einer übergeordneten, wohlwollenden Macht in Betracht ziehen, und eine grundlegende Ordnung und Sinn im Leben (Logos*) sehen, unabhängig von religiösen Institutionen, frei von Schuldgefühlen, haben in sich die Ressource des Ur-Vertrauens in ihre regenerativen Kräfte, und, fast noch wichtiger, ein inneres Gefühl von Kontinuität, was über den Tod hinaus geht. Diese ordnenden, regenerierenden Kräfte könnten Teil eines Prinzips sein, das der Anthropologe Gregory Bateson „Selbstorganisation" nennt und allem Leben eigen ist (jeder lebendige Organismus organisiert sich selbst optimal und fortwährend innerhalb seines Lebensraumes).

Genetisches Erbe:

Hier haben wir einen Faktor, der sowohl von höchster Wichtigkeit als auch von schwieriger Beeinflussbarkeit ist. Allerdings ist es durchaus möglich, eine ungünstige genetische Veranlagung bis zu einem gewissen Grad zu kompensieren. Alle Faktoren wirken so oder so eher kumulativ als für sich einzelnen genommen. Wenn ein Mensch beispielsweise mehrere Krebsfälle in seiner Familie vorzuweisen hat, ist es von großer Bedeutung für ihn, alle anderen Ressourcen, über die er verfügt, zu aktivieren.

Gute Erbanlagen schenken unserem Körper eine wertvolle gesundheitliche Basis, d. h. gute selbstregulative Fähigkeiten. Und doch ist es keine lebenslange Garantie! Wenn wir entsprechend destruktiv mit uns selbst umgehen, oder wenn Umwelt und Lebensumstände sich als belastend erweisen, kann uns auch eine starke Veranlagung nicht vor Krankheiten schützen!

Schockerlebnisse und unbewältigte Traumata als Zeitbomben:

Die posttraumatische Belastungsstörung (PTBS), die eine psychische Störung mit wichtigen somatischen, also körperlichen Komponenten darstellt, findet sich überaus häufig in der Krankheitsgeschichte von Krebspatienten wieder. PTBS entsteht als Folge von unbewältigten Traumata unterschiedlicher Intensitäten. Es ist daher Voraussetzung für die Entfaltung einer optimalen Wirkung unserer Selbstheilungskräfte, sogar von

---

* „Logos", Wort, Sammlung, Rede, Sinn (alt-griech.)

großer Bedeutung eventuell vorhandene, unverarbeitete Schockerlebnisse aus der Vergangenheit zu behandeln.

Materielle Sicherheit:

Finanzielle Sorgen chronischer Art sind krankheitsfördernd. Jeder chronische Stress, der mit Hoffnungslosigkeit, dem Mangelbewusstsein der Angst, einhergeht, kann sehr wirksam die Regulationskräfte lahmlegen. Es geht hier nicht um Armut an sich, sondern um die Sorgen selbst, und um die begleitenden negativen Empfindungen.

Autonomie:

Je unabhängiger ein Mensch ist, umso stärker kann seine Selbstregulierung sein! Warum ist das so?

Wenn wir hier von Autonomie oder von Unabhängigkeit reden, meinen wir natürlich eine sehr positive Form der Freiheit. Diese Form der Freiheit beinhaltet immer einen Zustand von Selbstverantwortlichkeit und guter sozialer Integration. Unter diesen Gesichtspunkten kann Autonomie ein Maximum an Vitalität und Kreativität erzeugen. Wenn wir von äußeren Umständen und Mitmenschen abhängig sind, wenn unsere sozialen Bindungen unsere wichtigsten Bedürfnisse oder ureigenen Wesensmerkmale einengen, leidet unsere Lebenskraft erheblich.

Waren Sie schon mal im Zoo und haben dort die Tiere in ihren Käfigen beobachtet? In besonders guten Zoos wird sehr genau darauf geachtet, den Tieren ein Maximum an Autonomie zu gewähren.

Der Verlust der Autonomie, oder der Verlust des Gefühls, autonom zu sein, führt stets zu einem Kraftverlust. Ein anderes Beispiel sind alte Menschen, die ins Altersheim gehen müssen, und deren Zustand sich aufgrund dessen rasant verschlechtert.

Eine ausgeprägte, gute soziale Integration oder Kooperation kann bis zu einem gewissen Grad den Verlust an Autonomie kompensieren!

Lebenstendenz:

Es geht hier sowohl um unseren reinen Lebenswillen als auch um unseren Überlebenstrieb, eine Fähigkeit, die so alt ist wie das Leben selbst. Alle Lebewesen verfügen über diesen Trieb und über seinen Gegenpart, den Todestrieb. Eros und Thanatos sind feste Bestandteile unseres biologischen Erbes, nur in verschiedener Ausprägung oder Gewichtung. Rein biologisch betrachtet befinden wir uns, je jünger wir sind, mehr auf der Seite des Lebenspols, und im Laufe der Jahre nähern wir uns logischerweise mehr und mehr dem Todespol. Emotional oder geistig kann sich diese Dynamik genau so, aber auch ganz anders abspielen. Gerade bei der Lebenstendenz beobachten wir eine Diskrepanz zwischen der biologischen und geistigen Evolution.

Es gibt viele Menschen, die noch im hohen Alter einen ungebrochenen Lebenswillen, Unternehmungslust und geistige Frische aufweisen. Diese geistige Kraft kann eine Ausschlag gebende Rolle im Verlauf einer lebensbedrohlichen Krankheit spielen.

Wenn die Fähigkeit zur Selbstregulierung unabhängig vom Alter erlischt, nimmt die Todestendenz dramatisch zu. Deshalb sollten sich alle Therapien darauf konzentrieren, die Selbstregulation zu unterstützen.

Wohlbefinden und Lustempfinden:

Lebensfreude und Genuss sind lebensfreundlich, und fördern unsere Fähigkeit zur Selbstregulierung. Selbstredend sprechen wir hier von authentischer Lebensfreude und von suchtfreiem Genuss.

Strenge Askese und alle dogmatisch geregelten Lebensabläufe sind nachweislich lebensfeindlich.

Diese Ressource können wir in unserem Leben aktivieren, indem wir Freiräume schaffen, in denen Wohlbefinden, Freude und Genuss sich entfalten können. Konsumverhalten stellt das Gegenteil von diesem Verhalten dar, und entfernt uns von authentischer Lebensfreude.

Diese kann sich nur unter bestimmten Bedingungen entfalten, fern von Hektik, Stress und oberflächlichen Sinnesreizen. Wichtiger Faktor: Geteilte Freude ist wirksamer als allein genossene!

Positive Eigenaktivität:

Diese Ressource kann erst aktiviert werden, wenn wir uns wirklich mögen. Warum sollten wir uns etwas Gutes tun, unsere Zeit mit Streicheleinheiten verplempern, außer wenn wir es uns wert sind?! Ein Mangel an Eigenaktivität kann deshalb auf einen Mangel an Selbstliebe deuten. Je schwieriger dieses Thema für jemanden ist, umso wahrscheinlicher ist es, dass dieser Mensch sich aus irgendeinem Grund nicht leiden kann. Natürlich werden die Betroffenen einwenden, dass sie furchtbar beschäftigt sind, in

Arbeit ertrinken, etc. Und manchmal sind die Lebensumstände tatsächlich so schwer, dass scheinbar keinerlei Möglichkeit besteht, sich etwas Erholung zu gönnen. Wir sollten uns aber immer genau anschauen, ob wir uns nicht etwas vormachen, und eventuelle Lücken gut nutzen!

Zur positiven Eigenaktivität gehören hauptsächlich:

Eine angemessene, gesunde Ernährung, die individuell gestaltbar sein sollte, regelmäßige, angemessene Bewegung (nicht zuviel, nicht zu wenig!), auch an der frischen Luft, Ruhe-Pausen, Freude- und Spaß-erzeugende Freizeit-Aktivitäten, und anderes mehr.

Erholsamer Schlaf und regelmäßige Entspannung:

Schlaf ist, wenn man von anderen tief entspannenden Methoden absieht, die wichtigste Erholungsquelle für die meisten Menschen. Im Schlaf regenerieren sich sowohl unser Körper als auch unsere Psyche.

Während der Körper im Schlaf alle Funktionen bis auf bestimmte lebenswichtige vegetative Funktionen wie Herzschlag und Atmung herunterfährt, erholt sich die Psyche im Tiefschlaf und durch den Wechsel von Wachbewusstsein zu Traumbewusstsein: Das Unbewusste übernimmt die Regie, verarbeitet in Form von Bildern und metaphorischen Geschichten die Erlebnissen des Tages, oder längst vergangene, belastende Erfahrungen. Diese Psycho-Regulierung, die für die geistige Gesundheit absolut lebenswichtig ist, darf nicht über längere Zeiten unterbrochen werden. Eine über längere Zeiten unterbrochenene Traumfunktion verursacht ernst zu nehmende psychische Störungen. Ein Mangel an Schlaf erzeugt Erschöpfung und hochgradige Nervosität, oder Unruhe: Das Nervensystem dreht durch, das Hormonsystem entgleist. Zuständig für den Schlaf-Wachrhythmus ist die Epiphyse, eine kleine Drüse im Zentrum des Gehirns. Sie produziert das Hormon Melatonin. Wenn u.a. die Melatonin-Produktion herabgesetzt ist, bekommen wir automatisch Schlafstörungen.

Zusätzlich ist die Aktivität unseres Immunsystems herabgesetzt, denn es braucht die tiefe Entspannung, um optimal zu funktionieren. Im Zustand der Trance beispielsweise, wenn das Unterbewusstsein aktiv ist, während der Körper sich in einem Zustand vollkommener Entspannung befindet, arbeitet das Immunsystem besonders effektiv.

Der Meditationszustand und die tiefe Entspannung, ob es in Form von Schlaf, Trance oder bewusst erlebter Entspannung erfahren wird, aktivieren immer unsere Selbstheilungskräfte! Untersuchungen haben

nachgewiesen, dass das Gehirn in diesen Zuständen eine Fülle an Boten-
stoffen freisetzt: z. B. Endorphine (Schmerzbekämpfung und Wohlbefinden), Acetylcholin (inspirierend), Dopamin (kreativitätssteigernd), Sero-
tonin (beruhigender Ausgleich), und unmittelbar nach den Entspan-
nungsphasen Noradrenalin (Energie, Tatkraft).

Die stille Meditation im Sinne einer Achtsamkeitsübung hat, ähnlich wie Trance oder Heilhypnose, nachweislich die beste Wirkung von
allen Methoden. Sie vernetzt und regeneriert das gesamte Nervensystem.

Die Fähigkeit, uns selbst vor Angriffen zu schützen:

Auch wenn wir friedliche Menschen sind, gibt es viele Situationen im Leben, die ein gewisses Maß an gesunder Aggressivität, oder besser ausgedrückt, ein gewisses Maß an gesunder Abgrenzung von uns verlangen. Auf
der zellulären Ebene ist es die Aufgabe unseres Immunsystems, bedrohli-
che Situationen oder Eindringlinge ausfindig zu machen, zu identifizieren und zu neutralisieren. Auf der sozialen, äußeren Ebene und in der
Umwelt, in der wir leben, sollten wir ebenfalls in der Lage sein, zu erkennen, wo, wann und wie diese Abgrenzung stattfinden soll. Die zelluläre
Ebene liefert gute Metaphern, die Fehlfunktionsmuster beschreiben: z. B.
bei Allergien und Auto-Immunerkrankungen, wenn die entsprechende
Zellen nicht mehr erkennen können, was dem Körper gut tut oder was ihm
schadet, und was zum Körper gehört und was nicht. In diesem Fall funktioniert die Abgrenzung aufgrund einer Fehlfunktion im Erkennungs-
system nicht richtig, was zur Selbstzerstörung führt.

Abgrenzung ist einer der wichtigsten Signifikatoren des biologischen
Lebens. Jeder Organismus ist von einer Hülle, von einer Membran um-
geben, die ihn von seiner Umwelt abgrenzt, schützt, und es ihm gleichzeitig ermöglicht, mit dieser Umwelt in angemessener Art und Weise zu kommunizieren. Eine Fähigkeit zur gesunden, intelligenten Abgrenzung, auch
auf der psychischen Ebene, ist daher lebenswichtig.

Soziale Integration:

Eine gute soziale Integration beinhaltet stets die Fähigkeit, je nach individuellen Bedürfnissen, angemessen zu kommunizieren, sich für die Belan-
ge anderer Menschen zu interessieren, sich im individuellem Rahmen für
soziale Projekte zu engagieren und Freundschaften zu pflegen. Diese soziale Vernetzung verstärkt in uns das Gefühl, Teil eines größeren Ganzen
zu sein. Anderen Menschen etwas zu geben und von den Anderen etwas zu

empfangen, beides in einem harmonischen Gleichgewicht, gehört ganz entschieden zu unseren heilsamen Ressourcen!

Kompetenzgefühl:

Je kompetenter wir uns im Umgang mit krankheitsbezogenen Problemen und Konflikten fühlen, umso besser, souveräner, können wir Krankheitssymptomen begegnen. Um sich kompetent zu fühlen, ist es notwendig, gut Bescheid zu wissen, über genügend Informationen, und über einen gewissen Erfahrungsschatz und ein Ressourcenpotential zu verfügen. Diese wichtigen Voraussetzungen sind gleichzeitig Teil unseres Salutogenese-Gedankens.

Fehlendes Suchtverhalten:

Süchte machen uns im hohen Maße darauf aufmerksam, was wir vermissen. Sie sind der stets fehlgeschlagene, verzweifelte Versuch, das zu kompensieren, was uns fehlt, um uns vollständiger, zufriedener und glücklicher zu fühlen. In gewisser Hinsicht, und zumindest im Anfangsstadium, könnte die Sucht ein unbeholfener Versuch sein, das gestörte Gleichgewicht wieder zu erlangen. Der Nährboden der Sucht ist aber die Angst, und führt immer in die Selbstzerstörung. Sucht ist eine Zwangshandlung, und stellt in jedem Fall einen zum Scheitern verurteilten Selbstregulationsversuch dar, der seinerseits ein noch stärkeres Ungleichgewicht verursacht. Dieses stärkere Ungleichgewicht wird wiederum mit noch mehr Zwangshandlungen kompensiert. Der Tunnel wird immer enger, die Handlungsfreiheit schwindet zum Schluss vollkommen. Wir haben schon erwähnt, dass Sackgassen die Selbstheilungskräfte lähmen. Aus diesem Grund ist ein ausgeprägtes Suchtverhalten absolut kontraproduktiv.

Süchtiges Verhalten hat nicht immer mit Alkohol, Drogen, Sex oder Essen zu tun. Alles, was wir auf zwanghafte Art und Weise tun oder konsumieren, um etwas anderes zu kompensieren, ist eine Sucht.

Die innere Haltung zur Krankheit:

Als ich die Radiologie-Praxis verließ, nachdem ich den Verdacht des Arztes – Krebs – gehört hatte, stand ich erst mal unter Schock. Die Außentemperatur war innerhalb einer Sunde um 10 Grad gesunken, und obgleich es Nachmittag war, lief ich durch die düster und trostlos gewordene Stadt, als ob eine Sonnenfinsternis die Straßen in Dunkelheit getaucht hätte.

Dann erfüllte mich eine überwältigende Trauer, und ich dachte, ich würde jetzt sterben, alle Menschen, die ich liebte, nie mehr wieder sehen. Ich weiß nicht genau, wie lange es dauerte, bis ich in der Lage war, diese Empfindungen abzuschütteln. Allmählich beruhigte ich mich. Ich überlegte, welche Schritte nun notwendig waren, um der großen Gefahr, der ich mich ausgesetzt sah, zu entkommen. Es kam mir kein einziges Mal in den Sinn, das Schicksal, oder sonst irgendeine andere Instanz dafür anzuklagen, dass ich diese lebensbedrohliche Erkrankung bekommen hatte. Im Gegenteil: Ich wusste mit großer Klarheit, dass dieser Krebs das Produkt meines vergangenen Lebens war, d.h. wie ich bis jetzt gedacht, gefühlt, agiert hatte, was mir widerfahren war, und wie ich darauf reagiert hatte.

Das zu begreifen, und dennoch keine Schuldgefühle zu entwickeln scheint mir im Nachhinein von größter Bedeutung gewesen zu sein. Die Diagnose hatte auf mich die Wirkung eines gewaltigen Weckers. Es war nicht möglich, diesen Wecker zu überhören: Ich musste aufwachen!

Jeder von uns hat sicher schon die Erfahrung gemacht, dass es oftmals sehr schwer oder gar unmöglich ist, äußere negative Umstände zu verändern. Doch es gibt etwas, worauf wir immer Einfluss nehmen können: Das ist die Art, wie wir auf diese problematischen Situationen reagieren. Wenn wir unsere Art der Reaktion verändern, verändert sich gleichzeitig unsere Wahrnehmung der Erfahrung; also verändert sich in gewisser, entscheidender Hinsicht die Situation selbst. Das ist der Grund, warum die innere Einstellung auf dem Weg zur Heilung so wichtig ist.

Fallbeispiel:
Daniella, 43 Jahre alt, Diagnose: Morbus Crohn

Daniella kommt aus Sachsen, wo sie bis kurz nach der Wende gelebt hat. Die Krankheit begann vermutlich schon im Alter von 20 Jahren, obgleich sie zu diesem Zeitpunkt noch nicht als solche, sondern als psychosomatisch bedingte chronische Durchfälle diagnostiziert wurde.

Bei Morbus Crohn handelt es sich um eine entzündliche Autoimmunerkrankung, die den gesamten Verdauungstrakt vom Mund bis zum Dickdarmausgang befallen kann. Zur Hauptsymptomatik gehören Bauchschmerzen, Fieberschübe, und manchmal auch Durchfälle. Es kann zu Engstellen bis hin zum Darmverschluss kommen, und zur Ausbildung von Fisteln sowie

Abszessen im Bauchraum. Diese Komplikationen können zu akuten lebensbedrohlichen Zuständen führen. Beim chronisch-entzündlichen Verlauf kommt es durch die gestörte Nahrungs-aufnahme im Darm häufig zu Mangelerscheinungen.

Erst mit 25 Jahren wurde die Diagnose offiziell gestellt. Daniella sagt von sich aus, dass psychosomatische Faktoren ganz bestimmt, zumindest zum Teil, zur Auslösung der Erkrankung geführt haben.

Sie wuchs in einem überbehüteten Milieu auf, mit wenig Mög-lichkeiten zur Entwicklung eines gesunden Abgrenzungs-vermögens und Selbstbestimmung. Sie fühlte sich dabei dennoch subjektiv wohl. Ihre erste längere Partnerschaft, aus der ein Sohn geboren wurde, verlief ziemlich unglücklich: Ihr Partner gönnte ihr das, was sie aus eigener Kraft schaffte, nicht, und wurde mit-unter gewalttätig. Kurz vor der Trennung begannen die Durch-fälle. Nach der Trennung wurde ihr Zustand besser. Dann er-krankte ihr Sohn im Alter von 5 Jahren an einer schweren Epilepsie („Grand Mal"). Ziemlich zeitgleich kam die Wende, mit aufre-genden, positiven Umwälzungen, aber auch einer Menge Verun-sicherung ihren Job betreffend: Daniella war Beamtin im Rat-haus ihrer Heimatstadt. Die Durchfälle kamen wieder, und die erste Fistel entstand am Darmausgang. Nach Diagnosestellung bekam sie ein damals gängiges entzündungshemmendes Medi-kament verschrieben, später auch Kortison. Der erste entzünd-liche Schub dauerte sehr lang, und der typische Verlauf der Er-krankung war schon am Anfang ausgeprägt. Sie entwickelte eine Resistenz gegen Kortison, und kam nicht mehr aus dem Schub heraus. Zwei Jahre später lernte sie ihren jetzigen Partner ken-nen, und zog bald darauf mit ihm in den Westen.

Die Fistel am Darmausgang verursachte große Schmerzen, so dass Daniella operiert werden musste.

Es folgten einige quälende Jahren, während denen sie ver-schiedene Therapien und Operationen, darunter auch eine Weihrauch-, und eine längere homöopathische Behandlung, zwei Darm-Resektionen (Verkürzung des Darms durch Entfernung der kranken Abschnitte) und das Anbringen eines Stomas, eines künstlichen Darmausgangs, stattfanden. Diese Jahre waren von Hoffnungen und Enttäuschungen geprägt, von Versuchen der

Verdrängung und solchen der bewussten Auseinandersetzung. Die letzte schwere Operation fand 2004 statt. Zum heutigen Zeitpunkt befinden sich nur noch 2,50 Meter Darm im Bauch von Daniella; Üblicherweise sind Dünn- und Dickdarm zusammengenommen ungefähr zwischen sechs und sieben Metern lang.

Die aktuelle Therapie besteht aus Immunsupressiva, Medikamente, welche die überschießenden Reaktionen des Immunsystems von Daniella verhindern.

Sie fühlt sich erstaunlich gut, hatte seit 3 Jahren keine Fistel und keinen Schub mehr. Zusätzlich zur konventionellen, medikamentösen Therapie praktiziert Daniella regelmäßig Qi Gong und stille Meditation. Sie sagt: „ Ich brauche das in der Zwischenzeit regelrecht. Es fehlt mir, wenn ich einen Tag nicht meditieren kann." Meditation und inneres Qi Gong – Daniella übt u. a. den „Kleinen Kosmischen Kreislauf", wie er im zweiten Teil des Buches beschrieben wird – bewirken in ihr eine wunderbar wohltuende, sehr tiefe Entspannung, die sie als erfrischend, regenerierend und emotional ausgleichend empfindet.

Natürlich lauert in ihr die Angst, der Zustand könnte sich wieder verschlechtern und spätestens, wenn die immunsuppressive Therapie abgesetzt wird, würden die Schübe zurückkehren. Üblicherweise wird nach fünf Jahren überprüft, ob die Therapie eventuell abgesetzt werden kann. Hinzu kommt, dass viel mehr Darm nicht mehr herausgenommen werden darf.

Was bleibt Daniella übrig, als ihre eigenen Ressourcen auszubauen, in den nächsten zwei Jahren konsequent weiter zu üben... Und niemand kann heute sagen, ob dieser außerordentlich gute Zustand von Daniella ausschließlich an der immunsuppressiven Therapie liegt, oder ob die Selbstheilungsübungen dazu beitragen. Das Einzige, was jetzt schon feststeht, ist, dass Daniella die wohltuende Wirkung subjektiv, aber nachhaltig spürt. Und darauf sollte sie weiterhin vertrauen und aufbauen!

Der Weg der Auseinandersetzung mit einem chronischen Leiden, der ein mehr oder weniger langer Prozess sein kann, verläuft inhaltlich sehr individuell. Ausschlaggebend ist am Anfang jedoch immer die mutige Entscheidung, das was geschieht, nicht als etwas von Außen Kommendes, sondern als Teil seines Selbst zu betrachten.

Zu einer den Gesundungsprozess fördernden, inneren Haltung gehören die Verantwortungsübernahme für die eigenen Krankheitssymptome sowie das Vertrauen in unsere Fähigkeit, das innere Gleichgewicht wiederherzustellen. Aber ebenso wichtig dürfte die Haltung der Selbstannahme sein, die eine positive Form von Selbstliebe erzeugt: Vergleichbar mit der Haltung einer Mutter zu ihrem Kind, wenn dieses krank geworden ist. Diese Haltung der Selbstannahme, unabhängig davon, wie viele Fehler und Qualitäten zu uns gehören, lernt man z.B. in der buddhistischen Meditation, aber auch in spirituellen Übungen anderer Traditionen. Ganz egal welchem System wir uns zugehörig fühlen, können wir diese Grundhaltung pflegen, die eine stabile Basis für alle weiteren Schritte darstellt.

Wenn dies nicht möglich ist, wenn innere Widerstände verspürt werden, rate ich dringend dazu, eine begleitende Psychotherapie oder Hypnotherapie in Anspruch zu nehmen.

Am Ende dieses kleinen Kapitels sei noch erwähnt, dass diese Überlegungen nur zum Teil für kranke Kinder gelten: Sie befinden sich unter Umständen in einem Alter, in dem es ihnen nicht möglich ist, entsprechend über ihre Lage zu reflektieren.

Die Erwachsenen um sie herum müssen ihnen die Geborgenheit und Unterstützung geben, die sie brauchen, und die Situation, so wie sie ist, selbst annehmen, gleichzeitig auch die Entscheidungen treffen, die lebensrettend sein können.

Innere Widerstände:

Manchmal scheinen alle Versuche, das Gleichgewicht wiederherzustellen erfolglos. Es gibt Menschen, die scheinbar alle Therapien, konventionelle wie unkonventionelle, ausprobiert haben, ohne dass sich irgendetwas in ihrem Zustand verändert hätte.

Jeder Hypnotherapeut und einige Psychotherapeuten, die sich mit Psychosomatik befassen, wissen, dass es sich dabei um innere Widerstände handeln kann: Es gibt wichtige Gründe, warum das Unterbewusstsein die Heilungsvorgänge blockiert. Diese Gründe können z.B. Autoaggression oder Schuldgefühle sein, oder es kann darum gehen, dass die Krankheit ein kleineres Übel ist, dass sie dem Patienten etwas Positives schenkt, was er glaubt, sonst nicht bekommen zu können, z.B. Zuwendung und Liebe, oder sich ausruhen dürfen.

Und es gibt sicher auch Fälle, die unerklärbar resistent sind. Man muss ja auch nicht eine Antwort auf alles haben.

Dem Leben einen Sinn geben

Warum sollten sich unsere Selbstheilungskräfte ins Zeug legen, wenn unser Leben sinn- und inhaltslos erscheint? Das, was ich „Sackgassengefühl" nenne, lähmt massiv unser gesamtes Regenerationspotenzial!

Eine schwere chronische oder eine lebensbedrohliche Erkrankung wird aus diesem Grund oft zu einer Sinnsuche, bzw. eine Umbenennung unserer Lebensziele und -inhalte.

Im Fall von Brustkrebs treffen wir oft auf Frauen, die sich jahrelang über Andere definiert haben, die aufopfernd und gleichzeitig ohne Selbstliebe im positiven Sinn ihre Lebensenergie erschöpft haben. Dies mag nicht immer zutreffend sein, aber doch auffällig häufig.

Es verlangt eine gewisse Menge an Mut, um sich dem Vakuum der Sinnlosigkeit zu stellen, dem Zustand, der schon vor Ausbruch einer solchen Erkrankung oft im Inneren anzutreffen ist. Statt dessen versuchen viele Menschen sich eher abzulenken.

Es könnte fruchtbarer sein, hinter die vermeintliche Leere und Orientierungslosigkeit zu schauen, und tiefer hinabzusteigen, um mit längst verschütteten Persönlichkeitsanteilen in Dialog zu treten.

Die Antwort auf die Sinnfrage liegt immer in einem Selbst: Niemand anderes wird sie Ihnen geben können! Was aber nicht heißt, das gute Hinweise nicht angehört werden sollten.

Fallbeispiel:
Christine, 54 Jahre alt, Metastasierender Brustkrebs

Als Christine das erste Mal zu mir in die Praxis kam, trug sie ein Kopftuch, und ihre Augen waren unruhig und leer. Sie berichtete mir von ihrer Krebserkrankung: Fünf Jahre zuvor wurde sie nach der Brustkrebs-Diagnose an der rechten Brust operiert. Danach wähnte sie sich wieder gesund. Vor etwa einem Jahr stellte man dann Metastasen in beiden Lungenflügeln fest, ein Tumor links, einer rechts. Sie wurde auf einer Seite operiert, bekam eine Chemotherapie, sowie im Anschluss Herceptin (eines der neueren Therapiemittel bei Brustkrebs), um den anderen, übrig gebliebenen Tumor zu behandeln. Sie hatte über eine Freundin von mir und meiner Arbeit gehört, und wollte mithilfe der Hypnose ihre Selbstheilungskräfte aktivieren. Es war ihr auch nicht fremd, mit ihrer Vorstellungskraft zu arbeiten, denn sie hatte schon mithilfe eines Buches begonnen, täglich heilende Visualisierungen zu praktizieren.

Wir trafen uns zu Anfang wöchentlich, dann zwei Mal im Monat, von Oktober 2005 bis November 2006, und ich gab Christine ein paar Hausaufgaben (Selbsthypnose, Tiefenentspannung), die sie täglich absolvieren sollte. Gleichzeitig sprachen wir viel über ihre Lebenssituation, ihre Beziehung zu ihrem Ehemann, zu ihren Kindern, und insbesondere zu ihrem Vater und zu ihren Brüdern. Die familiären Verstrickungen und Abhängigkeiten waren bei Christine massiver Art. Ihre Kindheit wies extreme Mängel emotionaler Sicherheit auf. Schon mit 4 Jahren sollte sie der depressiven, von Tabletten abhängigen Mutter im Auftrag des Vaters nachspionieren, und sie verbrachte ihre „Freizeit" ganz allein in einem dunklen Verschlag unter einer Treppe, wo man sie nicht finden und stören konnte.

Bis in die Gegenwart hinein fühlte sich Christine ihrem Vater und ihren Brüdern verpflichtet: Die Mutter war relativ früh verstorben und sie nahm die Rolle der Ersatzmutter ein.

Es begann für Christine eine Zeit der Reflektion und der Entscheidungen. Am schwierigsten war es für sie, einerseits mit Schuldgefühlen umzugehen, die aus ihrem Rückzug aus der Verantwortung gegenüber Vater und Brüdern erwuchsen, andererseits Kontakt mit sich selbst aufzunehmen. Das innere Vakuum-Gefühl war bei Christine stark ausgeprägt. Sie schaffte es jedoch mithilfe der Trance-Arbeit und der Kunsttherapie, die Beziehung zu sich selbst positiver zu gestalten. In der gleichen Zeit verbesserte sie die Kommunikation mit ihrem Mann und setzte sich stark mit der Suche nach dem Sinn ihres Lebens auseinander. Sie lernte, sich besser abzugrenzen, mal nein zu sagen, und parallel dazu gut für sich selbst zu sorgen, und eine positivere Beziehung zu ihrem Körper aufzubauen. Starke Emotionen, Groll und Trauer, waren über Jahrzehnte in ihr vergraben, eingefroren gewesen. Jetzt hatte sie auch Maltherapie-Stunden und es machte ihr großen Spaß.

Die tiefe Angst, die in ihr saß, versuchte Christine stets mit energischem Optimismus und mit Verdrängung zu dämpfen. Oft war sie zu ungeduldig und dachte, nach zehn Sitzungen, oder sechs Monaten, müsste doch alles erledigt sein. Wir arbeiten heute noch gemeinsam an den Ressourcen von Christine. Die Bilanz der letzten zwölf Monate lässt sich allerdings wirklich sehen: Die zweite Metastase ist nicht gewachsen, sie sieht überhaupt nicht mehr wie eine Metastase aus, und die Ärzte zweifeln jetzt die erste Diagnose an. Christine hat ihr Familienleben gut im Griff, fühlt sich geborgener und freier. Sie hat neue Interessen entdeckt und fühlt in sich eine Art Aufbruchstimmung. Sie hat überhaupt mehr Energie, und ihre Augen strahlen schelmisch. Niemand weiß, wie diese Geschichte weitergehen wird, aber allein das, was Christine jetzt schon gewonnen hat, kann man als wertvoll und überaus positiv beurteilen.

Nachtrag 1: Ein paar Monate nach Fertigstellung des Berichtes im Januar 2007 wurden in beiden Lungenflügeln keinerlei Tumore mehr festgestellt, nur die Überreste einer durchgestandenen Lungenentzündung. Christine geht es nach wie vor gut.

Nachtrag 2: In Juni 2007 wurden erneut eine Metastase im bereits operierten Lungenflügel, sowie Knochenmetastasen am Kreuzbein festgestellt. In der Zwischenzeit hatte Christine ihre frühere, ungeliebte Arbeit als Beamtin wieder aufgenommen, und ihre Übungen eingestellt. Sie soll nun mit einer neuen Chemotherapie beginnen. Sie merkt, wie schwer es ihr fällt, Geduld zu üben, und ihre Verdrängungsmuster zu überwinden. Und dennoch: Sie ist so mutig!

Gegen die Angst, die sich angesicht der massiven Bedrohung stark manifestiert hilft ihr die Hypnotherapie am meisten. Sie lernt dabei, wie sie sich in geschützter Weise den dunklen, kalten Orten in ihrem Inneren stellen kann, so dass eine authentische Transformation stattfinden kann. Sie lernt überhaupt, dass Konfrontation, wenn sie klug und liebevoll stattfindet, besser ist als Flucht und Verdrängung.

Stress und Stressoren

Unter Stress versteht man im Allgemeinen einen Zustand, der bei Belastung bestimmte Toleranzgrenzen des Organismus und der Psyche überschreitet, wobei bestimmte biologische Reaktionen in Gang gesetzt werden:

- Die Stressorinformation wird dem Thalamus mitgeteilt, eines der wichtigsten Gehirnzentren, das bei Gefahr Angst- und Stressreaktionen auslöst.

- Über ein weiteres Zentrum im Zentralnervensystem (ZNS), den Blauen Kern, wird das vegetative Nervensystem aktiviert. Das vegetative Nervensystem besteht aus zwei Hauptsträngen, den Sympathicus, und den Parasympathicus (Vagusnerv), die entlang der Wirbelsäule verlaufen, und sämtliche Organe, Gefäße und Muskeln innervieren. Sobald der Sympathicus in Gang gesetzt ist, wird Noradrenalin ausgeschüttet. Dieser Botenstoff bereitet den Körper auf einen erhöhten Bedarf an Energie und auf die eventuelle Notwendigkeit zur Flucht oder zum Angriff. Er sorgt dafür, dass alle Körperfunktionen, die in Gefahrsituationen nicht unbedingt benötigt werden, heruntergefahren, und andere stimuliert werden.

- Der Großteil der sogenannten Stresshormone wird in der Nebennierendrüse produziert.

- Der Hypothalamus, ein weiteres Steuerungszentrum im ZNS, wird durch die Noradrenalinsekretion ebenfalls gewarnt. Er befindet sich genau an der Schaltstelle zwischen dem Nerven- und dem Hormonsystem. Eine Kettenreation wird nun in Gang gesetzt, die zur Folge hat, dass u. a. die Herzkreislauf-, Ausscheidungsfunktionen, die Muskulatur und ihre Durchblutung, die Atmung und die Psyche in Aufruhr geraten: Das ganze System wird in erhöhte Handlungsbereitschaft versetzt.

- Der Gegenspieler von Noradrenalin, Cortisol, bremst die Stressreaktion wieder ab. Bei wiederholtem Stress wird eine große Menge beider Hormone produziert und ausgeschüttet, was nicht ohne gewisse Nebenwirkungen bleiben kann.

- Stress an sich aktiviert die Makrophagen, die Fresszellen des Immunsystems. Cortisol dagegen hemmt diese Aktivität. Bei chronischem Stress sammeln sich große Mengen Cortisol im Blut an. Dies behindert nachhaltig eine gesunde Reaktionslage des Immunssystems und sogar des gesamten Lymphsystems. Bei einer Erschöpfung der Cortisolvorräte kann es auch zu einer gewissen Hyperaktivität, oder chaotischen Aktivität des Immunsystems kommen, wie im Falle von Allergien und Autoimmunerkrankungen. Depressionen und andere Gemütsstörungen können zusätzlich auftreten.

■ Weitere Folgen von chronischem Stress aufgrund dieser biologischen Vorgänge sind u. a.: Diabetes, chronische Gastritis – auch aufgrund einer lokalen Immunschwäche der Magenschleimhaut und der dadurch begünstigsten Vermehrung von bestimmten Erregern (Helicobacter pylori), Muskelschwäche und Dauerverspannungen, Bluthochdruck, Herzrhythmusstörungen, Arteriosklerose, chronische Schlafstörungen, Gedächtnisverlust.

Eine bestimmte Form von Stress ist das Hauptsymptom unseres Zeitalters, obgleich unsere Lebensverhältnisse scheinbar leichter, müheloser und ungefährlicher geworden sind. Stress steht ebenfalls ganz oben auf der Liste unserer krankmachenden, pathogenen Faktoren. Bevor wir uns aber mit diesen beschäftigen sei erwähnt, dass Stress den Menschen manchmal widerstandsfähiger machen kann: Es gibt durchaus Beispiele in der Geschichte, die zeigen, dass nach Zeiten höchster Negativbelastung Menschen nicht nur überlebt haben, sondern auch stärker daraus hervorgegangen sind. Antonovsky stellte dies fest, als er Überlebende des Holocaust untersuchte, und genau in diesem Zusammenhang seine Kohärenz-Theorie aufstellte.

Stress mit Sinnleere oder Sinnlosigkeit gepaart ergibt wahrscheinlich eine der gefährlichsten, destruktivsten Kombinationen.

Vor dem Zeitalter der Industrialisierung mag Stress eher im Verbund mit einem reinen Lebenskampf anzutreffen gewesen sein. Neben dieser altertümlichen Art der Überforderung gibt es heute den hochgefährlichen und selten sinnvollen Alltagsstress der Konsumgesellschaft: Wir rennen atemlos durch den Tag, von vermeintlich wichtigen Aufgaben und Zielen angetrieben, die sich Anerkennung, höherer Lohn, größere Kaufkraft, jugendliche Stärke und Schönheit, höhere Positionen etc. nennen, ohne jemals im versprochenen Paradies anzukommen.

Pathogenese

Die offizielle Lehre der Pathogenese beschäftigt sich mit allen krankheits-erzeugenden – pathogenen – Faktoren.

An erster Stelle stehen für die westliche, konventionelle Medizin unserer modernen Zeiten die genetische Belastung und die feindliche Besiedlung unseres Körpers mit Mikroorganismen, z. B. Bakterien und Viren, die man Krankheitserreger nennt. Eine schier unendliche Zahl von solchen Mikroorganismen existieren auf diesem Planeten – Kleinstlebewesen, ausgestattet mit ausgeprägter Lebenstendenz und mit entsprechender Anpassungsfähigkeit. Viele davon werden als gefährliche Angreifer betrachtet und eine große Menge an Krankheiten werden ihnen angerechnet. Sogar die guten alten Magengeschwüre sollen nichts mehr mit hinuntergeschlucktem Ärger und falscher Ernährung, sondern, mit dem Helicobacter pylori zu tun haben.

Man könnte meinen: je moderner unsere Lebensweise, umso weniger anfällig sind wir geworden. Weit gefehlt!

Tatsache ist: Wir haben in unserer zivilisierten Welt Pest und Pocken besiegt, erzittern aber nach wie vor bei großen Pandemien, die andere Namen tragen. Dabei richtet sich der Fokus immer mehr auf den Angreifer, und immer weniger auf das Milieu, das Terrain, auf dem er sich bewegt und siegt.

Pest und Cholera wurden in Europa ausgemerzt, als großangelegte, hygienische Maßnahmen in den Städten getroffen wurden. Vielleicht sollte man sich heute fragen, ob es nicht ratsam wäre, anders, besser mit Tieren umzugehen, die uns ernähren, so dass die Anfälligkeit für Krankheiten wie z. B. die Vogelgrippe oder BSE gar nicht erst entstehen müssen. Wenn wir uns anschauen, was Massen-Tierhaltung wirklich ist, entdecken wir unweigerlich eine Abwesenheit an Achtung vor und Mitgefühl mit Lebewesen. Tiere werden als mehr oder weniger unbelebte Materie gehandhabt, so als ob sie schon vor der Schlachtung den Status des Corned Beefs in der Dose hätten.

Solange Menschen eine Haltung der Trennung, der Ausbeutung, der Gier und der Ignoranz sich selbst und ihrer Umwelt gegenüber pflegen, werden pathologische Zustände auf diesem Planeten an der Tagesordnung sein. Das gilt sowohl auf der Ebene unserer Umwelt und unserer Gesellschaftsordnung, als auch auf unserer ganz individuellen, persönlichen Ebene.

Die Frage, ob Krankheit hauptsächlich von äußeren, pathogenen Faktoren verursacht wird, die in jedem Fall den Wirt-Organismus überwältigen müssen, oder ob der Organismus aus irgendeinem Grund nicht in der Lage ist, die innere Homöostase aufrechtzuerhalten und deshalb eine leichte Beute für Erreger wird, ist entscheidend.

Eine dritte Variante stellt eine Mischung aus beiden Möglichkeiten dar: Besonders aggressive Angreifer treffen auf ein geschwächtes System.

Und selbstverständlich gibt es extrem aggressive Viren oder Bakterienstämme, die unser System innerhalb kürzester Zeit überwältigen können. Gerade für solche Fälle ist die moderne Medizin mit ihren Sofortmaßnahmen absolut unersetzlich und lebensrettend!

Infektionskrankheiten sind meist akute Erkrankungen, mit einigen Ausnahmen (z. B. Hepatitis, Tuberkulose, Malaria). Aber bei chronischen Infektionen, beispielsweise durch Parasiten, könnte der Zustand des Milieus eine wichtige Rolle, wenn nicht sogar die Hauptrolle spielen.

Und dieses Milieu wird von unzählig vielen Bakterien anderer Art, Symbionten, die für uns arbeiten, bevölkert. Diese Untermieter oder Mitbewohner leben in einem Gleichgewicht, das den Zustand der Homöostase überhaupt ermöglicht.

Was wir selbst tun können, und was in den Bereich unserer Verantwortung fällt ist darauf zu achten, dass unsere angeborene Fähigkeit, das Gleichgewicht des inneren Milieus immer wieder herzustellen, unterstützt und aufrechterhalten wird.

Pathogener Lebensstil

Das Gegenteil dessen geschieht, wenn wir unsere Aufmerksamkeit zu sehr nach Außen richten, wenn wir z. B. von unseren Alltagsaktivitäten vollkommen eingenommen werden und bestimmte Bedürfnisse und Signale nicht mehr wahrnehmen. Die Arbeitssituation kann uns schlaflose Nächte bereiten und unsere Ernährungsweise so weit beeinflussen, dass wir keine Zeit haben, angemessen zu essen. Diätfehler in unserer Gesellschaft haben meistens drei Gründe:

- Stress, sprich Mangel an Zeit und Aufmerksamkeit durch Überforderung oder gesundheitsfeindliche Arbeitsstrukturen

- Emotionale Belastung (z. B. Kummer) und Kompensationsverhalten
- Erziehung, bzw. Gewohnheit

Schlaf und Ernährung sind aber nun mal unsere Haupt-Energielieferanten. Ohne Energie läuft gar nichts.

Pathogenese aus der Sicht der Traditionellen Chinesischen Medizin (TCM)

Es würde zu weit führen, bei der Beschreibung der pathogenen Faktoren in der TCM ins Detail zu gehen. Deshalb werden zusammenfassend nur folgende erwähnt:

- **Die fünf verschiedenen klimatischen Ausprägungen**
- **Die sieben verschiedenen emotionalen Reaktionen**
- **Sonstige Faktoren, u. a. exzessive Nahrungsaufnahme, Hungern, Süchte, Überforderung, mangelnde Bewegung, übermäßige sexuelle Betätigung, Schlafmangel, etc.**

Die fünf klimatischen Ausprägungen:

- Hitze (Feuerelement)
- Kälte (Wasserelement)
- Feuchtigkeit (Erdelement)
- Wind (Holzelement)
- Trockenheit (Metallelement)

Menschen sind mehr oder weniger wetterfühlig. Das Klima kann aber je nach Jahreszeiten auch extremere Formen annehmen, und es kann für den Körper schwierig werden sich anzupassen. Dieses Problem könnte auch in Europa thematisiert werden, wenn die klimatischen Veränderungen, die aus der globalen Erwärmung resultieren, extreme Wetterlagen verursachen wie, z. B. längere Hitzeperioden, extremer Feuchtigkeitsgehalt der Luft, Stürme, etc.

Hitze (Feuerelement):

Die klimatische Hitze greift Herz und Dünndarm an.

Im Sommer, wenn die Hitze zunimmt, reagiert der Körper mit Schweiß-ausbrüchen: So wird die Körperoberfläche gekühlt und die Hitze bleibt draußen. Es entsteht ein größeres Bedürfnis nach kühlen Getränken und nach einer kleinen Siesta in der Mittagszeit. Manchmal reicht es aber nicht aus und die Hitze dringt doch ins Innere ein.

Im akuten Stadium machen sich folgende Symptome bemerkbar: Haut-rötung, beschleunigter Puls, Kopfschmerzen, Bauchkrämpfe, Kreislauf-probleme, etc.

Im akuten, reaktiven Stadium: Starkes Schwitzen, Durchfälle, Müdigkeit.

Im subakuten Stadium: Hitzegefühl bleibt, das Schwitzen aber nimmt ab. Unruhiger Schlaf, beschleunigter Herzschlag.

Im chronischen Stadium: Chronische Schlaflosigkeit, Hitzewallungen, we-nig Schweißproduktion. Manchmal Entwicklung von Bluthochdruck.

Kälte (Wasser-Element):

Die klimatische Kälte greift Blase und Nieren an.

In den kalten Wintermonaten tun wir gut daran, etwas Heißes zu trinken, uns warm anzuziehen und mehr Sport zu treiben. Unsere Ernährung soll-ten wir ebenfalls der Jahreszeit anpassen. Wenn diese Maßnahmen nicht ausreichen und Kälte ins Innere des Körpers eindringt, haben wir mit den folgenden Symptomen zu tun:

Im akuten Stadium: Die Gelenke werden steif, wir frieren, unsere Urin-produktion steigt und wir hören schlechter.

Im reaktivem Stadium: Fieber und Erkältungssymptomatik, Ohren-schmerzen, Blasen- und/oder Nierenentzündung sowie Rücken-schmerzen stellen sich ein. Das ist das Stadium, das Bakterien und Viren besonders lieben!

Im subakuten Stadium: Die Nieren sind erschöpft, produzieren weniger Urin. Wasseransammlungen im Körper, Schwächegefühl in den Beinen, Hörprobleme können entstehen.

Im chronischen Stadium: Wie oben, aber chronisch.

Feuchtigkeit (Erd-Element):

Die klimatische Feuchtigkeit greift Milz/Pankreas und Magen an.
Im akuten Stadium, wenn das feuchte Klima in den Körper eindringt,
entstehen Ödeme und Steifheit der Extremitäten (Hände und Füße),
Kopfschmerzen, Dumpfheitsgefühl, Völlegefühl.
Im reaktiven Stadium: Es kommt zu Erbrechen und Entzündung der
Magenschleimhaut, eventuell auch Bauchspeichelentzündung. Der
Atem riecht faulig.
Im subakuten Stadium: Der Magen ist zu lange mit dem
Verdauungsprozess beschäftigt. Die Bauchspeicheldrüse geht in die
Unterfunktion: Zu wenig Insulin u. ä. wird produziert. (Diabetes kann
genau dann entstehen). Die Extremitäten sind schlecht durchblutet.
Im chronischen Stadium: Wie oben, aber chronisch.

Wind (Holz):

*Klimatischer Wind kann vor allem die Funktion von Leber und Galle stark
beeinträchtigen, aber alle anderen Organe auch.*

Symptome, die der Wind verursacht, wandern durch den ganzen Körper – z. B. Schmerzen, die anfallsartig und reißend sind.

Die Wirkung von Wind kann Blockierungen in den Energiekanälen
entstehen lassen.

Trockenheit (Metall):

Lunge und Dickdarm reagieren besonders empfindlich auf Trockenheit.

Die Schleimhäute, die diese Organe bekleiden, brauchen stets einen
gewissen Grad an Feuchtigkeit, um reibungslos funktionieren zu können.
Es gibt noch eine ganze Reihe von spezifischen Auswirkungen bei Aus-
trocknung bestimmter Organe, doch es würde den Rahmen dieses Buches
sprengen, sie alle aufzuzählen.

Umweltbelastung als Ursache für chronische Erkrankungen, insbesondere von Immunschwäche und Allergien:

Es ist uns leider nicht möglich, unsere Umwelt im großen Stil zu verändern.
Das Einzige, was in unserer Macht steht, ist, auf unseren Lebensstil zu achten, u.a. darauf, wie und wo wir wohnen, was für Nahrung wir zu uns nehmen, und falls wir Städter sind, uns ab und an eine Luftkur zu verschreiben.

Diese Maßnahmen allein können manchmal ausreichend sein. In manchen Fällen reichen sie dennoch nicht ganz aus. Dann kann ich nur dazu raten, sämtliche Ressourcen, wie sie z.B. in diesem Buch beschrieben werden, zu aktivieren, d. h. ganzheitlich vorzugehen.

Wir können nur unser Bestes tun, mehr ist nicht möglich! Es ist leider in den nächsten Jahren zu erwarten, dass umweltbedingte Gesundheitsstörungen zunehmen werden. Negativer Stress verstärkt entscheidend alle allergischen Reaktionen!

Psychosomatische, krankmachende Faktoren

Übererregtheit, Trauer, Sorgen/Grübeln, passive Angst, aktive Angst, Schock/Trauma und Wut können alleinige oder Mit-Ursache für Erkrankungen sein. Die sieben emotionalen Reaktionsmuster entsprechen weitgehend unseren westlichen psychosomatischen, krankmachenden Faktoren.

Für die detailliertere Beschreibung psychosomatischer Zusammenhänge aus der Sicht der Traditionellen Chinesischen Medizin verweise ich hier auf verschiedene Werke mit ähnlicher Thematik, die am Ende dieses Buches im Literaturverzeichnis angegeben werden. Darin werden die Zusammenhänge zwischen Störungen der Organfunktionen und der fünf Emotionen dargelegt.

Ein paar Beispiele seien hier jedoch erwähnt:

Trauer:

Nach der Lehre der TCM kann Trauer, wenn sie sehr tief und anhaltend ist, die Energie der Atmung nachhaltig stören. Es entstehen typische Lungenerkrankungen, z. B. chronische Bronchitis. Wenn wir uns genau anschauen, wie ein trauriger Mensch atmet, wie seine gesamte Körperhaltung ausgerichtet ist, können wir leicht nachvollziehen, warum es sich so darstellt: Dieser Mensch hat eine eingefallene Brust, seine Schultern hängen nach vorn, er schaut oft nach unten und bewegt sich langsam und ungern. Die Lungen werden unzureichend ventiliert. Das Qi aus der Luft wird nicht mehr in dem Maße, wie es gebraucht wird, aufgenommen, und der Sauerstoff fehlt in den Zellen. Das Milieu wird für Erreger sehr interessant, also anziehend und nahrhaft. Dauert dieser Zustand länger als z.B. sechs Monate, könnten die Zellen sogar entarten.

Psychische Abgrenzungsschwierigkeiten, die in innerer Isolation, oder im Gegenteil in symbiotischen Beziehungen wurzeln, werden meistens über Schleimhautkatharre oder Hauterkrankungen ausgedrückt. Diese Abgrenzungsprobleme sind häufig mit einer Grundtrauer verbunden, und nicht selten wechseln die Symptome von der Haut zu den Luftwegen und von den Luftwegen zur Haut, hin und her.

Wut:

Die Wechselbeziehung zwischen der Emotion Wut und bestimmten Körperreaktionen ist ebenso einfach zu erklären.

Jede von uns war schon mal wütend. Sie wissen also, wie es sich anfühlt, wenn man richtig wütend ist! Die Wut sitzt meistens im Bauch, mit unmittelbaren Auswirkungen auf die Körpersäfte, und die Organe, die sie produzieren. Wenn diese heiße Wut sich nun festsetzt, und in kurzen Abständen aufflammt, dürfte es nicht verwunderlich sein, wenn unsere Leber, unsere Gallenblase und eventuell auch unser Magen davon betroffen sind und entsprechende Krankheitsbilder auftauchen, die mit überschießender Säure zusammenhängen.

Psychosomatik ist keineswegs magisch oder gar esoterisch. Es beschreibt eine logische Reaktionsabfolge innerhalb des Geist-Körper-Kontinuums. Aber wie greift denn diese Reaktionsabfolge von unserer Gedanken- und Gefühlswelt auf unsere Körperfunktionen über?

Psychoneuroimmunologie,
oder die Rolle des limbischen Systems bei der Entstehung von Krankheiten

„Die Psychoneuroimmunologie (PNI) ist ein interdisziplinäres Forschungsgebiet, das sich mit der Wechselwirkung des Nervensystems, des Hormonsystems und des Immunsystems beschäftigt."

WIKIPEDIA, DIE FREIE ENZYKLOPÄDIE IM INTERNET

Es gibt die wissenschaftlich fundierte Erkenntnis, dass Botenstoffe des Nervensystems beispielsweise auf das Immunsystem wirken. Wichtige „Schnittstelle dieser Regelkreise" sind im Gehirn, die Hirnanhangdrüse (Hypophyse), die Nebennieren, eventuell auch andere Drüsen und die Immunzellen.

Das limbische System befindet sich im Zentrum unseres Gehirns, den ältesten Teil unseres Zentralnervensystems (ZNS) umfassend. Entwicklungsgeschichtlich ist es weit älter als der Neocortex (Großhirnrinde). Bekanntere Anteile des limbischen Systems sind z.B. die Hypophyse, der Thalamus, der Hypothalamus, der Hippocampus und der Mandelkern.

Die Kommunikation innerhalb des Systems geschieht über feste Bahnen einerseits und andererseits über chemische Substanzen, Botenstoffe. Diese Neurotransmitter dienen nicht nur der Kommunikation innerhalb des ZNS, sondern, wie jetzt vermutet wird, auch dem Austausch von Informationen zwischen ZNS und dem Körper insgesamt.

Das limbische System hat u.a. die Aufgabe, emotionale Empfindungen und sinnliche Wahrnehmungen zu verarbeiten und das Triebverhalten zu steuern, und wird deshalb oft „emotionales Gehirn" genannt. Es steuert u.a. die Aktivität der Killerzellen: Entspannung, Wohlbefinden, und Glück regen die Produktion und die Aktivität der Immunzellen an, während Angst, Depression und negativer Stress eine hemmende Wirkung zeigen. Auch die Ausschüttung von Endorphinen (körpereigenen Morphinen) wird vom limbischen System initiiert.

Je nachdem, wie die Bewertung einer bestimmten Situation ausfällt, werden unterschiedliche Botenstoffe (Neuropeptide) ausgeschüttet und spezifische neurologische und sonstige organische Reaktionen hervorgerufen.

Dieses Phänomen wurde weiter oben im Zusammenhang mit den Auswirkungen von Stress schon genauer beschrieben.

Ein anderes Kommunikationssystem zwischen Gehirn und Körperfunktionen ist das vegetative Nervensystem. Zusammengenommen könnten diese Wechselwirkungen verschiedener Systeme die Ausgangsbasis für sogenannte psychosomatische Störungen bilden.

Die entwicklungsgeschichtlich jüngere Großhirnrinde (Neokortex) scheint die Verknüpfung zwischen emotionaler oder gefühlsmäßiger Empfindung und Körperreaktionen durch bewusstseinsnähere Vorgänge noch einmal zu modifizieren. Damit ist gemeint, dass wir durchaus auch bewusst und willentlich Einfluss auf körperliche Vorgänge nehmen können. Die Neurobiologie untersucht diese Wechselwirkungen recht intensiv, indem sie z.B. mit Placebos bei Patienten experimentiert. Glauben wir zum Beispiel ganz fest an die Wirkung eines Mittels, wird diese mit großer Wahrscheinlichkeit eintreten.

Es wurde festgestellt, dass Placebos eine starke Wirkung zeigen können, indem sie die Selbstheilungskräfte entscheidend stimulieren, oder die

Ausschüttung schmerzstillender Botenstoffe anregen. Dabei scheint es sogar gleichgültig zu sein, ob der Patient weiß, dass es sich um Placebos handelt oder nicht. Wichtig ist vor allem, dass mehrere verschiedene Personen durch die Einnahme der gleichen Mittel von ihren Symptomen kuriert wurden.

Diese Tatsache lässt darauf schließen, dass die Überzeugung, dass etwas Heilsames geschieht, und das Vertrauen darauf Faktoren darstellen, die zur Initiierung von Selbstheilungsvorgängen von entscheidender Natur sind.

Der biologische Effekt psychischer Traumata ist eines der Forschungsgebiete der Psychoneuroimmunologie. Es ist noch nicht bis ins letzte Detail klar, wie ein psychischer Schock ganz spezifische körperliche Reaktionen hervorruft, aber es steht fest, dass diese Verbindung existiert. In diesem Kontext werden u. A. psychosoziale Zusammenhänge und ihre Bedeutung für die Entstehung von Krebserkrankungen untersucht.

Fallbeispiel:
Sylvia, 37 Jahre alt, Diagnose: Morbus Basedow
Kindheitstrauma, existentielle Angst, fehlgeleitete Wut,

Die Sprache des Körpers ist unglaublich präzise, und sie beschreibt detailliert, was die Seele „drückt". Sylvia ist eine langjährige Patientin von mir, die allerdings über lange Zeit nur sporadisch zur Shiatsu-Behandlung in die Praxis kam. Als alleinerziehende Mutter und berufstätig war Sylvia immer sehr beschäftigt, machte aber stets einen fröhlichen, lockeren Eindruck. Ihre Stimmung war immer gleich. Bei der Shiatsu-Behandlung machte ihr Körper zuweilen den Eindruck, nicht wirklich beteiligt zu sein, aber sie genoss die Massage sehr. Außer einigen typischen Allergien (Heuschnupfen, Tierhaare, manche Nahrungsmittel und Medikamente) hatte Sylvia keinerlei gesundheitliche Probleme.

Eines Tages erschien sie nach achtmonatiger Pause zum Termin, sichtlich beeinträchtigt. Sie hatte einen Exophtalmus (die Augen traten aus den Augenhöhlen), Herzrasen, ein Druckgefühl im Hals, Schlafstörungen, Gewichtsverlust: Alles Symptome eines Morbus Basedow. Morbus Basedow ist eine Schilddrüsenerkrankung, bei der Antikörper die eigene Schilddrüse attackieren.

Diese Autoimmun-Erkrankung gilt als langwierig und schwer therapierbar. Über viele Jahre müssen die Patienten Medikamente einnehmen, oder sie müssen operiert werden, damit die Symptome einigermaßen unter Kontrolle gebracht werden können. Das Bild eines Menschen mit akutem Morbus Basedow ist die „fleischgewordene Panik": Wenn wir große Angst haben, treten unsere Augäpfel hervor, unser Herz schlägt wie verrückt, wir schwitzen, etc.

Sylvia war 34 Jahre alt, als die Krankheit im Februar 2003 ausbrach. Weil ich ihre ganze Familie (Vater, Stiefmutter, Halbschwester) schon lange behandelte, wusste ich, dass ihre leibliche Mutter mit 34 an einem Hypophysentumor gestorben war, als Sylvia selbst acht Jahre alt war. Darüber hatte Sylvia nur ganz kurz gesprochen, ihr Vater ebensowenig.

Sylvia lag also auf der Shiatsu-Matte und erhoffte sich Entspannung. Wir hatten noch nie miteinander mit Hypnose oder Trance gearbeitet, aber ganz spontan schien es mir in dem Moment besser geeignet zu sein als eine Shiatsu-Behandlung. Sie willigte ein.

Es war sehr einfach, bei Sylvia eine tiefe Trance zu induzieren, vielleicht weil wir uns auch schon so lange kannten. Ich fragte das Unterbewusstsein um Erlaubnis für die Arbeit in der Trance, und ohne zu zögern kam die Ja-Antwort über Ideomotorik (unbewußte Bewegung, z. B. der Hand). Was nicht geplant war: Sylvia fiel sofort ins Alter von vier Jahren zurück.

Sie spielte plötzlich mit zwei kleinen Jungen auf einer Strasse und auf einer Wiese an einem Bach. Sie wusste, dass ihre Tante ganz in der Nähe war, und fühlte sich ganz gut. Plötzlich spürte sie in sich einen angsterzeugenden Wirbel oder Strudel, der sie in eine dunkle Tiefe mit sich zu reißen drohte. Ich bat sie, Kontakt mit dieser Erscheinung aufzunehmen, und sich mit ihr zu unterhalten. Instinktiv bat ich sie, zusätzlich diesem Panikstrudel zu sagen: „Ich weiß, dass es einen guten, wichtigen Grund gibt, warum Du hier bist. Ich verspreche Dir, von nun an werde ich alles tun, um mich besser um mich selbst zu kümmern, und die Ursachen meiner Erkrankung und meiner Verletzungen zu heilen". Nach dieser Bitte verschwand die Erscheinung, und Sylvia fühlte eine starke Erleichterung. Als sie in ihr Tagesbewusstsein zurück kam, fühlte sich Sylvia tief bewegt. Es sprudelte regelrecht aus ihr heraus: Sie hatte jegliche Erinnerung an vier Jahre ihrer Kindheit verloren, von vier bis acht nämlich, und mußte in den letzten Wochen, Monaten oft daran, und an ihre Mutter denken.

Die Mutter von Sylvia erkrankte, als das Kind vier Jahre alt war. Während der folgenden Jahre, die für die kleine Sylvia äußerst traumatisch verliefen, war sie oft entweder allein bei der kranken Mutter zuhause, und erlebte mit, wie diese sich sowohl im Verhalten als auch äußerlich dramatisch veränderte (ein Hypophysentumor kann die Verformung des Gesichts zur Folge haben), oder sie war bei ihrer Tante. Der Vater war in der Zeit beruflich sehr eingespannt und seelisch vollkommen überfordert: Er hatte selbst als Kleinkind seine eigene Mutter verloren. Wenn die Mutter im Krankenhaus bleiben musste, besuchte Sylvia sie, und jedes Mal waren diese Besuche sehr schmerzhaft. Von all dem hatte sie keinerlei Erinnerung mehr: Erst durch die Hypnose kamen diese Erlebnisse nach und nach zurück, und mit ihnen Gefühle der panischen Angst und der Ohnmacht: die Angst die Mutter zu verlieren, die Angst den Vater zu verlieren, die jetzige, unbewusste Angst, selbst frühzeitig zu sterben, das Gefühl ausgeliefert zu sein. Das Gefühl der Wut brauchte etwas mehr Zeit, um sich zu zeigen. Dazwischen kamen andere Erinnerungen an einen sexuellen Missbrauch hoch, als Sylvia im Alter von vier Jahren mit ihrer Mutter Urlaub auf einem Bauernhof machte, – der letzte gemeinsame Urlaub von Mutter und Tochter übrigens.

Nach dem Ableben der Mutter, als Sylvia acht Jahre alt geworden war, wurde der Vater von seiner Firma ins Ausland geschickt, so dass Sylvia allein bei ihrer Tante zurückbleiben musste. Das Gefühl der Wut darüber, noch ein Mal verlassen zu werden, bekam ordentlichen Auftrieb, ohne jemals richtig zum Ausdruck kommen zu dürfen. Es wurde zu einem tief in ihrem Inneren eingeschlossenen Groll. Unsere Zusammenarbeit mit lösungsorientierter Heil-Hypnose dauerte eineinhalb Jahr.

In der Zwischenzeit und seit September 2005, scheint Sylvia wieder gesund zu sein. Ihre Blutwerte sind wieder völlig im Normbereich, und sie hat alle Medikamente mit Einverständnis ihres Arztes abgesetzt. Sie bekam von Mai 2003 bis September 2005

Carbimazol und außerdem Colchicum comp., also eine Mischung aus konventioneller und naturheilkundlicher Therapie.

Aber nicht nur ihre Blutwerte sind gut: Sie hat sich selbst verändert. Sie ist viel erwachsener, offener und natürlicher geworden. Die Kommunikation innerhalb ihrer Familie hat sich um einiges verbessert, und sie lebt endlich in einer authentischeren, gleichberechtigten Beziehung. Ihre Angst ist nicht verschwunden, aber sie kennt sie und geht offen mit ihr um. Genauso verhält es sich mit ihrer Wut: Sie ist etwas abgekühlt, und hat andere, nicht zerstörerische Ventile gefunden.

Veranlagung, oder genetische Ursache von chronischen Erkrankungen

Bei genetischen Defekten lässt sich heute nur zum Teil eine Besserung der Symptomatik erreichen. Es gilt, keine zu hohe Erwartungshaltung zu kultivieren, sondern mit dem, was man hat, die bestmögliche Wirkung zu erzielen. Dabei geht es meistens um die Erhöhung der Lebensqualität – und dieses Ziel ist immer zu erreichen. Chronische Erkrankungen brauchen grundsätzlich einen ganzheitlichen Einsatz und eine ganzheitliche Behandlung!

Die Gen-Medizin macht aber rasante Fortschritte, und obgleich vieles, was experimentiert wird, ethisch gesehen fragwürdig erscheint, ist dieses Forschungsgebiet an sich sehr vielversprechend. Es gilt hier wie bei ziemlich allen anderen Gebieten der Forschung: Nicht die Neugierde, der Wissenshunger sind schlecht, sondern der mangelnde Respekt vor dem Leben, der oft damit einhergeht.

Fallbeispiel:
Kerstin, 23 Jahre, Diagnose: Colitis ulcerosa

Bei der Colitis ulcerosa handelt es sich ebenfalls um eine Autoimmunerkrankung, die sich gegen die Dickdarmschleimhaut richtet. Im Falle von Kerstin ist vorwiegend die linke Seite, der absteigende Dickdarm betroffen.

Kerstin ist erst seit kurzem in meiner Praxis in Behandlung. Ihr Arzt hatte sie aus Ratlosigkeit zu mir geschickt (was relativ ungewöhnlich ist), weil die allopathische Behandlung in ihrem Fall gar nicht fruchtete.

Kerstin hat eine Zwillingsschwester, die ebenfalls an Colitis ulcerosa erkrankt ist, was auf eine genetische Belastung hinweisen könnte.

Das Hauptproblem bei Kerstin war, ähnlich wie im Fall von Daniella, dass sie seit einem Jahr nicht mehr aus dem entzündlichen Schub herauskam, und eine Resistenz gegenüber allen üblichen angezeigten Medikamenten aufwies. Als sie im Juni 2007 zu mir kam, nahm sie schon seit Monaten hohe Dosen Kortison (40mg am Tag) und war deshalb ganz verzweifelt. Sie vertrug die Behandlung schlecht, hatte zusätzlich zu den typischen Nebenwirkungen an der Haut und übermäßigem Haarwuchs manisch-depressive Störungen entwickelt. Kerstin ist sehr zierlich, aber sehr couragiert und motiviert. Obwohl sie erschöpft und psychisch gezeichnet war, vermittelte sie den Eindruck, eigenverantwortlich handeln und alles investieren zu wollen, um aus dieser Situation herauszukommen. Zu diesem Zeitpunkt hatte sie zwischen sechs- und zehnmal am Tag flüssigen Stuhlgang mit Blutbeimengung, Koliken (Darmkrämpfe) sowie ein fremdartiges, unangenehmes Gefühl in einem aufgeblähten Bauch.

Kerstin verfügt über viel Willenskraft, und auch über Offenheit und Neugierde, die zweifellos wichtige Ressourcen darstellen! Die ganze Zeit über arbeitete sie weiter in ihrem Beruf als Lehrerin, und sie fand noch die Kraft, sich um ihr Pferd zu kümmern.

Nach einer gründlichen, ganzheitlichen Anamnese waren meine Vorschläge folgende:

- Eine Umstellung der Ernährung auf reizarme, zucker- und rohkostfreie Kost, unter Miteinbeziehung von bestimmten Nahrungsmitteln, die heilende (anti-entzündliche) Substanzen beinhalten.
- Die Einnahme von spezifischen Nahrungsergänzungsmitteln, wie z. B. kolloidales Silizium, Chlorella-Algen-Tabletten, Bio-Esther Vitamin C, Schwarzkümmelöl, Perilla-Öl-Kapseln (Omega 3).
- Die Einnahme von Flohsamen im Wechsel mit grüner Tonerde (je drei bis vier Wochen lang).

- Die weitere Einnahme von bestimmten Darmbakterien (Coli-Stämme).
- Tägliche Tiefen-Entspannungsübungen wie Body-scan von Dr. Jon Kabat Zin, oder/und andere Heilmeditationen.
- Mindestens alle 2 Wochen eine Sitzung sanftes Shiatsu.

Nach zwei Wochen schon zeigten sich Verbesserungen des Allgemeinzustandes: Das fremdartige Gefühl im Bauch verschwand allmählich. Nach drei Wochen hatte Kerstin nur noch zwei Mal unblutigen Stuhlgang am Tag, und konnte auf 15 mg Kortison heruntergesetzt werden. Ich versuchte, ihren Enthusiasmus etwas zu bremsen, da Kortison immer sehr langsam reduziert werden sollte. Nach vier Wochen stabilisierte sich der Zustand zusehends: Kerstin wurde immer ruhiger, ausgeglichener und leistungsfähiger.

Nachdem die Kortisondosis auf 7,5 mg Cortison jeden zweiten Tag reduziert wurde, kam eine erneute Schubphase, die ca. zwei Wochen anhielt und auch wieder vorbei ging. In dieser Zwischenphase wurden mehrere Darmspülungen mit entzündungshemmenden Mitteln verabreicht, und eine andere Basistherapie vom Enterologen verordnet.

Mitte September, nach über zwei Monaten begleitender Therapie zur Unterstützung der Selbstheilungskräfte ging es Kerstin nun sehr viel besser. Sie wusste, dass eine Operation weiterhin vermieden werden konnte, und war voller Hoffnung für die Zukunft. Sie trieb wieder Sport, und fühlte sich immer mehr in der Lage, altersgemäß am Leben teilzunehmen. Auch wenn weitere Schübe in der Zukunft wahrscheinlich sind, hat sie die Erfahrung gemacht, nicht vollkommen hilflos und ausgeliefert zu sein.

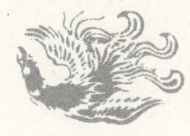

Kapitel 3
Die Quelle der Heilung
aus der geistigen Perspektive:
Ein kleiner Exkurs in
vergangene Kulturkreise

Die kulturellen, bzw. heilkundlichen Bräuche, die hier beschrieben werden, haben ihren Ursprung in Nahost, Nordafrika und Europa. Ich habe während der Arbeit an diesem Buch überlegt, welches unser kulturelles, bzw. medizinisches Erbe ist, welche Grundlage unser Heilsystem hervorgebracht hat, und warum die Übungen im Anschluss an diesen ersten Teil vorwiegend aus dem fernen Osten stammen.

Die Wurzeln unserer allopathischen Medizin liegen offiziell in Griechenland. Die Weiterentwicklung dieser antiken Form verdanken wir, wie schon erwähnt, dem materialistischen Zeitalter der Industrialisierung und den naturwissenschaftlichen Erkenntnissen der letzten hundert Jahre. Dieser medizingeschichtlich große Themenkreis kann unmöglich innerhalb eines kurzen Kapitels erschöpfend behandelt werden. Betrachten Sie diesen Exkurs bitte als zusätzlichen Denkanstoß und als kleine Reise durch die Vergangenheit; eine Reise, die eventuell aufzeigen kann, dass allen Kulturen der menschliche Geist zugrunde liegt, der universelles Wissen birgt.

Die Hochkulturen an Nil,
Euphrat und Tigris

In den meisten Hochkulturen des Mittleren Ostens, sowie bei den Naturreligionen dieser Regionen findet man scheinbar abergläubische Interpretationen von Krankheitsursachen und seltsam anmutende Behandlungsweisen, die zum Teil eher wie Exorzismen erscheinen mögen. Das gilt in hohen Maßen für Mesopotamien und Assyrien, wo die Ursache vieler Krankheiten Dämonen zugeschrieben wurde, und es gilt auch zum Teil für Ägypten.

Wenn wir die Kultur und Gesellschaftsformen sowie die Religionen dieser Länder betrachten, fällt es nicht schwer zu begreifen, wie Krankheit und Gesundheit verstanden und behandelt wurden. Und doch könnten diese vermeintlich abergläubischen Ansätze einen Kern Wahrheit und für uns durchaus interessante Elemente beinhalten, wenn wir sie mit dem Wissen des 21. Jahrhunderts beleuchten: Dämonen wären dann nichts anderes als mächtige, negative emotionale und geistige Energien, die ihren Ursprung beim Opfer selbst und in der negativen Interaktion zwischen ihm und seiner unmittelbaren Umwelt haben. Mit negativer Interaktion ist eine Störung der vorherrschenden Ordnung gemeint, eine Verletzung der Harmonie, oder des Gleichgewichts. Diese wurden damals mittels Exorzismus oder schamanischer Heilungsreise behandelt. Heute werden sie anhand von Trance- oder Heil-Hypnose therapiert.

Als bekanntestes Beispiel für die antike Form der Trance-Therapie gilt wohl der Ägyptische Tempelschlaf, der vielleicht von dem als Gott verehrten Arzt, Baumeister, Astrologen und Schriftsteller Imhotep erfunden wurde. Leider existieren nur wenige schriftliche Zeugnisse über das Wirken dieses großen Heilers, der unter dem Pharao Djoser, Herrscher der dritten Dynastie, um 2650 v. Chr. lebte. Dieser Tempelschlaf, auf lateinisch „incubatio" genannt, wurde in Asklepios-Tempeln Jahrhunderte lang ebenfalls von den Griechen, Babyloniern und Juden therapeutisch angewandt. (Nebenbei bemerkt gilt Asklepios als griechischer Name von Imhotep, und die lateinische Version davon lautet Äskulap).

Das Ziel des klassischen Tempelschlafs war die Heilung, die während des Schlafs von den Heilgöttern prognostiziert oder gar auf beeindruckende Weise, „ ...durch teilweise phantastische medizinische Maßnahmen noch während des Traumes..." (Antike Medizin, Hrsg. Karl-Heinz Leven) inkubiert oder herbeigeführt wurde. Die Kranken pilgerten zu diesen großen Tempel-Schlafhallen und bezeugten ihre erfolgreiche Heilung durch Dokumente und Weihegaben.

Der Tempelschlaf der Antike stellt ein äußerst beeindruckendes Beispiel eines Massen-Heilungsphänomens dar, basierend auf einem spirituellen Erlebnis einerseits und andererseits auf der Fähigkeit des Menschen, allein durch die Kraft seines Geistes (seiner Überzeugungen, seiner inneren Ressourcen), im tief entspannten Zustand, Selbstheilungsprozesse in Gang zu setzen. Für den gläubigen Menschen von damals waren es die äußeren Götter, die aktiv eingriffen. Vorausgesetzt, dass eine Kraft, die als göttlich bezeichnet werden kann, in jedem von uns wohnt, wäre es denkbar, dass innerhalb eines Zustands der Trance die Hingabe an diese innere Quelle die Heilung herbeiführte.

In allen diesen Frühkulturen wurden außerdem das Gebet und das religiöse Ritual zur Förderung von Heilungsprozessen genutzt. Auschlaggebend dabei waren das Vertrauen und der Glaube des Kranken an die Gottheit oder spirituelle Autorität, die heilend eingreifen sollte.

Der therapeutische Tempelschlaf wurde von den alten Griechen und Römern begeistert übernommen, und Jahrhunderte lang weiterpraktiziert. Selbst Hippokrates war Priester in einem dieser Tempel.

Europa

Auch wenn die alten Griechen den Tempelschlaf zu nutzen wussten, könnte man die altgriechische Auffassung von Gesundheit und Krankheit als eher pragmatisch betrachten. Sie geht ebenfalls von einem Zustand der Homöostase aus, der als Gleichgewicht zwischen den Körpersäften bezeichnet wird. In der Antike gab es aber nicht nur entweder Gesundheit oder Krankheit, sondern auch einen dazwischen liegenden Zustand der Neutralität, eine Art Übergangszustand. Dies erinnert an das Kontinuum Gesundheit-Krankheit-Gesundheit von Antonovsky.

Von der Medizin der alten Kelten, Germanen und Galiern ist sehr wenig überliefert worden. Es handelte sich um eine Form der Naturmedizin, dem Schamanismus verwandt und dem jeweiligen religiösen pantheistischen System angegliedert. Als sich das Christentum in Europa ausbreitete, vernichtete es konsequent alle früheren religiösen und zum Teil auch kulturellen Merkmale der jeweiligen Regionen. Nur dort, wo sich Rituale hartnäckig hielten, fand eine Integration statt, die die ursprünglichen Riten in christliche Feste oder in christliche kultische Handlungen transformierte. Gerade die Naturmedizin, die häufig unter der Landbevölkerung von Heilerinnen und Heilern gehütet und praktiziert wurde, wurde im Mittelalter das Ziel fundamentalistischer, brutaler Verfolgung, der sogenannten Hexenverfolgung.

Und dennoch: Vom Gesichtspunkt der geistigen Heilung aus betrachtet, ragen zwei Zeitperioden aus der Medizingeschichte Europas heraus: das christliche Mittelalter und das philosophische Zeitalter des Idealismus und der Romantik.

Das christliche Mittelalter ab etwa dem 12. Jahrhundert, das im Gegensatz zur Renaissance als dunkel bezeichnet wird, zeichnet sich durch ein Verständnis von Gesundheit und Krankheit durch die theologische Perspektive aus. Von allen heidnischen Traditionen auf radikale Weise gesäubert, scheint das alltägliche Leben auf dieser Erde, in Erwartung des Jenseits – eher Fegefeuer und notwendiges Übel zu sein. Je fortgeschrittener diese Periode, umso sektiererischer die Weltsicht. Außerhalb des Schoßes von Mutter Kirche gelten die auf Diätetik, Kräuterheilkunde und Heilungsritualen basierende Naturmedizin und ihre Vertreter als suspekt oder kriminell.

Das Mittelalter ist die „hohe Zeit" der Wunderheilungen und des Irrationalen, aber auch die Zeit der Klostermedizin. Die wohl berühmteste Vertreterin dieser ganzheitlichen Heilkunde heißt Hildegard von Bingen, 1098 geboren und 1179 gestorben. Sie galt nicht nur als hervorragende Heilerin, sondern auch als Prophetin und spirituelle Lehrerin mit großem Charisma. Die sogenannte „Hildegard-Medizin" erlebt gerade heute eine große Popularität. Viele Schriften der Hildegard von Bingen sind in den Buchhandlungen erhältlich, für jeden zugänglich. Es ist schwer nachzuvollziehen, wie in einer eher frauenfeindlichen Zeit eine Äbtissin soviel an Ansehen und Einfluss gewinnen konnte – man bedenke: Sie korrespondierte mit Päpsten und Königen. Und heute noch, nach beinahe 1000 Jahren, löst sie mit ihren Ansichten, ihrer Erfahrung und ihrem Wissen, soviel Begeisterung bei den Menschen aus, die sich für eine ganzheitliche Heilung interessieren.

Ein Mann mit revolutionärer Gesinnung sticht aus der Renaissance-Zeit besonders heraus: Paracelsus, Arzt, Alchemist und Magier. Philipus Theophrastus Bombastus von Hohenheim wurde am 10. November 1493 in der Schweiz geboren. Sein Vater war Kloster- und Gemeindearzt. Das Leben des Paracelsus ist leider nicht besonders gut dokumentiert, und es kursieren viele Gerüchte über die Zeit zwischen seinem 20. und 28. Lebensjahr, in der er angeblich (zwischen 1513 und 1521) Gefangener eines Mongolenklans gewesen sei, und Kontakt mit dem Vajrayana-Buddhismus gehabt haben soll. Man munkelt ebenfalls, er hätte sich irgendwann in dieser Periode in Konstantinopel aufgehalten, wo er seine Kenntnisse über die Alchemie gesammelt habe.

Doch er selbst sagt nur:

„Ich habe die Welt mit meinen Füßen durchmessen..."

PARACELSU S, *„Die Verteidigungen"*,
Aschner-Ausgabe, op. Cit. S. 481/483

Paracelsus hat viele Generationen von Naturärzten nach ihm inspiriert, obgleich er zur Lebzeit seinen Kollegen ein rotes Tuch gewesen sein muss. Der Mensch als geistiges Wesen und Teil der Natur war das Zentrum seiner Arbeit. 1541 starb er, noch relativ jung, mit 47 Jahren in Salzburg. Die letztendliche Quelle der Heilung war für Paracelsus eindeutig das Ziel der alchimistischen Arbeit, „der Stein der Weisen", die Transformation der unvollkommenen Materie in das geistige Gold. Er schrieb diesbezüglich in seinem Buch „Magische Unterweisungen" folgendes Gebet:

„O liebster, gütigster, barmherziger Gott; wenn ich hier etwas gesündigt habe, so siehe auf mich mit deinen gnädigen und gütigen Augen, denn du bist allein der Brunn und Grund der Barmherzigkeit. Und (ich) bitte dich ganz demütig, du wollest mir Weisheit und Verstand lehren, dass allein mein getreuer Gärtner, der Heilige Geist, mich erleuchte und erfülle, dass ich den Schlüssel zum Rosengarten finde, damit ich ihn aufschliessen kann und mag".

Carl G. Jung, der Begründer der Analytischen Psychologie, war von Paracelsus fasziniert. Er sah in ihm einen genialen Vordenker, der schon 500 Jahre zuvor die Bedeutung des Unbewussten in der Entstehung von Krankheiten erkannt hatte.

Unabhängig von der eher religiösen, christlichen Form der Geistheilung, wurde die Heilhypnose in Europa bereits im 18. Jahrhundert entwickelt. Franz Anton Mesmer, der Marquis de Puiségur und Abbé Faria waren wohl die bekanntesten Vertreter dieser neuen, „alten" Kunst. Der letztgenannte Abbé Faria hatte sogar damals schon erkannt, dass Hypnose immer Selbsthypnose ist, dass der Zustand der Trance stets von der hypnotisierten Person selbst initiiert, oder wie man in der Hypnotherapie sagt, induziert wird. Vom 18. Jahrhundert bis heute wurde die Heilhypnose weiterentwickelt, zuletzt in entscheidender Art und Weise von Milton H. Erikson (1901 – 1980), ein genialer, kreativer und äußerst intuitiver Therapeut. Im zweiten Teil dieses Buches werde ich ausgiebiger auf dieses Thema eingehen.

Aber kehren wir zurück zum Christentum, das oft genug die geistige Quelle von Heilung in unserer Kultur darstellt. Eine Renaissance der

Wallfahrtstradition im Zusammenhang mit Heilung gibt es im 19. Jahrhundert in ganz Europa (z. B. Lourdes).

Heute sind die Wallfahrtsorte populärer denn je, bieten dem gläubigen Menschen die Möglichkeit einer spirituellen Erfahrung – allein oder in der Gruppe, eine Erfahrung, die es in allen Religionen und Kulturkreisen dieser Erde schon immer gab. Die Reise zu Fuß nach Santiago di Compostella mutet in unserer modernen Zeit seltsam an, und macht gleichzeitig deutlich, welche Bedürfnisse neben dem Konsumwahn, in unserer ach so rationalen und hektischen Gesellschaft existieren.

Passend zu diesem Trend sind die Menschen der Gegenwart in den Industrie-Ländern sehr an natürlichen, ganzheitlichen Therapie-Konzepten und an Selbstheilung oder „Geistheilung" interessiert.

Zuweilen treibt dieses Interesse seltsame, wirklich sehr irrationale Blüten. Insgesamt aber kann man von einer Öffnung und Neugierde gegenüber alternativen Therapien sprechen.

Ein Land sollte in diesem knappen Umriss alter Kulturen nicht unerwähnt bleiben, zudem es, rein geographisch gesehen, eine Art Brücke zwischen dem Orient und dem Okzident bildet. Es handelt sich hierbei um Russland, das über eine reichhaltige Fundgrube an Naturheilverfahren, sowie an geistig-spirituellen Heiltraditionen verfügt. Die Menschen dort wußten schon immer, sich selbst zu helfen. Zum Einen herrschte in weiten Teilen Russlands viele Jahrhunderte lang bitterste Armut, so dass die Medizin der Reichen von der Bevölkerung nicht genutzt werden konnte. Zum Anderen ist die slawische Seele zutiefst gläubig. Und vielleicht spielt auch das orthodoxe Christentum eine Rolle, nämlich in dem Sinne, dass es sich um eine mystischere Form der Religion handelt. Man findet in der russischen Volksmedizin u. a. Elemente aus dem Schamanismus, aus der tibetischen Medizin und aus dem Urchristentum.

Traditionelle Heilsysteme in Asien

China, Indien und Tibet weisen eine Tausende von Jahren alte medizinische Tradition auf, die absolut ganzheitlich und gleichzeitig spirituell begründet ist. Zum Beispiel wird der Ursprung von Qi Gong auf 4000 Jahre geschätzt! Die kulturelle Entwicklung dieser Länder mag kontinuierlicher, linearer erfolgt sein, ohne größere Brüche und Umwälzungen, so dass uraltes Gedankengut und Praktiken bis in die Gegenwart hinüber gerettet werden konnten. China hätte während der Kulturrevolution beinahe sämtliche uralten Überlieferungen ausgelöscht. Und trotz der ideologischen Konflikte, die damals dazu beigetragen haben, dass ein Großteil der kulturellen Schätze vernichtet wurde, ist die Traditionelle Chinesische Medizin einigermaßen auferstanden, mit einigen Einbußen zwar (Chinesischer Kommunismus und Spiritualität scheinen inkompatibel zu sein), doch dynamisch und lebendig genug, um den Westen zu erobern!

Das Konzept des Gleichgewichts zwischen den Kräften der Natur und die Erhaltung des Qi-Flußes als Basis für ein gesundes Leben ist die Kernlehre der TCM. Die Traditionelle Chinesische Medizin wiederum ist im Taoismus eingebettet, ein philosophisches System, das sehr alt ist, und die innere Alchemie als höchste Disziplin pflegt. Alchemie ist nichts anderes als die Veredelung von vergänglichem Material, die Suche nach Unsterblichkeit. Dieser Prozess begleitet jeden Heilungsvorgang, bzw. repräsentiert die höchste Heilung schlechthin.

Es heißt, dass das chinesische Gesundheitssystem auf einem Wissen basiert, das vor Urzeiten aus Indien importiert wurde. Und in der Tat: Die ayurvedische Kunst – oder hohe Kunst des Lebens – ist noch älter als die Traditionelle Chinesische Medizin. Wie die TCM handelt es sich hierbei um ein vollständiges System, bestehend aus Ethik, spirituellen Heil-Übungen (Yoga), Diätetik, Diagnosemethoden, Behandlungen mit Kräutern, Akupunktur, Massagen u.v.m.

Die tibetische Medizin schließlich bildet eine Mischung aus der TCM, der ayurvedischen Medizin, der schamanisch geprägten Urmedizin Tibets, und den Heilpraktiken des tibetischen Buddhismus. Insbesondere in diesem Heilsystem finden sich viele Techniken, Übungen und Rituale, die auf eine ganzheitliche Heilung abzielen. Die höchste Heilung im Buddhismus, wie übrigens in allen mystischen Traditionen dieser Erde, ist die Erreichung eines Zustands des inneren Friedens, der liebenden Güte allen fühlenden Wesen gegenüber und des tiefen Verständnisses für Zusammenhänge (Weisheit), also jener Zustand unserer wahren Natur.

Im zweiten Teil dieses Buches werden verschiedene Übungen aus dem chinesischen, inneren Qi Gong (Neigong), dem Taoismus, dem tibetischen Buddhismus und dem Bön-Buddhismus beschrieben, die Ihre Selbstheilungskräfte regenerieren und regulieren sollen. Es ist nicht notwendig, die jeweilige Ideologie zu übernehmen, zum Taoist oder zum Buddhist zu werden, um von diesen Übungen zu profitieren.

Die „Ideologie" der Heilung, oder der geistige Impuls, der dem Begriff Heilung zugrunde liegt, beinhaltet Liebe und ein tiefes Verständnis für die Bedürfnisse aller Lebewesen, uns selbst eingeschlossen. Sie hat universelle Gültigkeit.

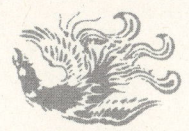

Farbtafeln:

Thangka der Weißen Tara
Die Weiße Tara ist der weibliche Buddha aus dem Vajrayana-Buddhismus,
die ein langes Leben verleiht. Wie alle Gottheiten dieser tibetischen Richtung des
Buddhismus verkörpert sie einen Teil unseres eigenen Weisheits- und Mitgefühlspotenzials,
das unsterblich und unzerstörbar ist.

Namen des Künstlers: SALGA,
mit freundlicher Genehmigung des Buddhistischen Zentrums „Dharma-Tor"
in Huttenried

Medizin-Buddha-Thangka
ebenfalls aus Huttenried, vom gleichen Künstler gemalt,

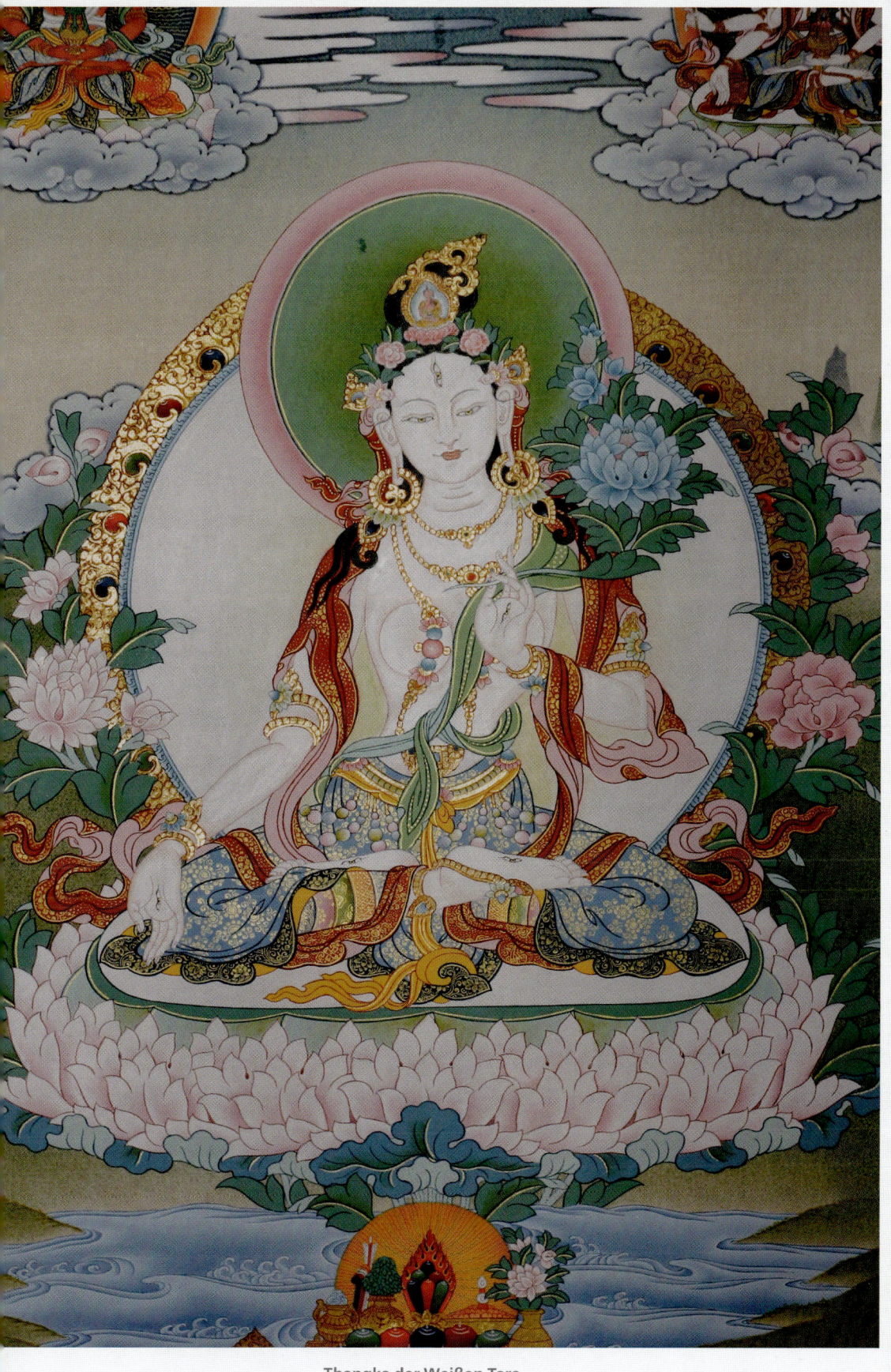

Thangka der Weißen Tara

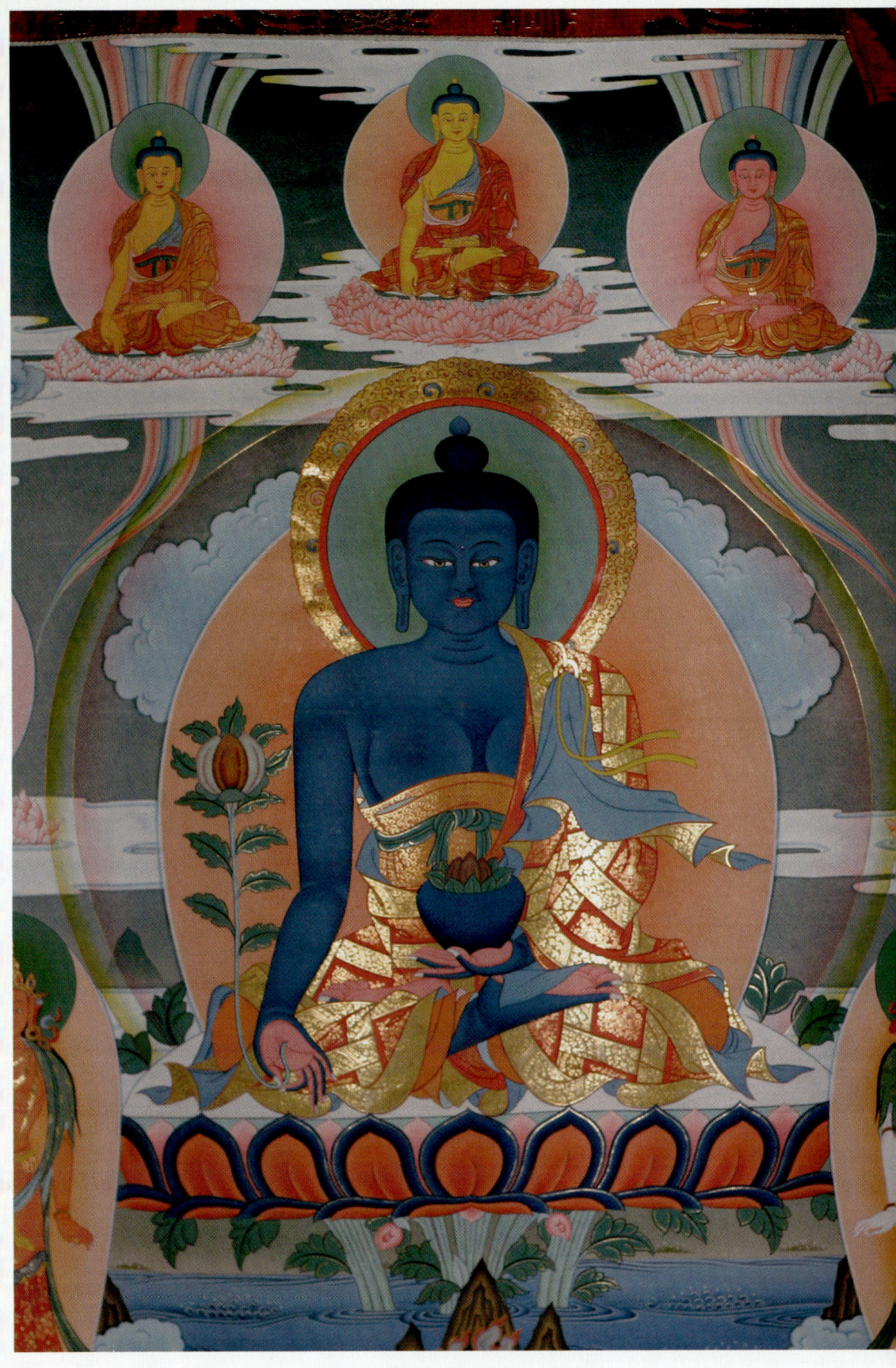

Medizin-Buddha-Thangka

TEIL 2

Praxis

Die Grundlagen für Heilung schaffen

Im praktischen Teil dieses Buches wird eine Auswahl an Übungen und Methoden vorgestellt, die den ganzheitlichen Gesundheitsprozess fördern sollen. Es handelt sich hierbei um vorwiegend geistige Übungen, um Techniken, die wir mit dem Potential unseres Bewusstseins und Unterbewusstseins einsetzen können. Gleichzeitig mag es für manchen Leser der Beginn einer Reise zu sich selbst bedeuten.

Kapitel 4
Liebende Güte und Mitgefühl

„Durch Hass verschwindet kein Hass.
Allein durch Liebe geschieht Heilung.
Dieses Gesetz ist alt und unverbrüchlich."

„Unser größter Schutz im Leben
ist die Herzensgüte."

BUDDHA SHAKYAMUNI

Alle fühlende Wesen möchten glücklich und schmerzfrei sein. Es trifft für uns ausnahmslos zu. Sogar Masochisten haben, tief innen, dieses Grundbedürfnis. Wenn Schmerzen oder Unwohlsein entstehen, neigen wir instinktiv dazu, den Schmerz entweder unterdrücken oder ihm entfliehen zu wollen. Wir atmen flacher, lenken uns ab, schlucken Schmerzmittel. Auf diese Weise kann es uns manchmal gelingen, den Schmerz, das Unwohlsein in Schach zu halten. Oft aber ist der Schmerz stärker, hartnäckiger, und alle Versuche sind nur kurzfristig erfolgreich. Auf Dauer setzen sich die Symptome durch, machen uns mutlos, zermürben uns regelrecht. Vielleicht entwickeln wir eine besonders starke Abwehr und sind richtig sauer auf unseren Körper, ein Körper, der sich unserer Willenskraft, unserer Kontrolle, scheinbar völlig entzieht: Er macht einfach, was er will, und was er will, erzeugt Leid.

Je mehr wir unseren Körper hassen oder je stärker die Abneigung ihm gegenüber ist, umso schlimmer werden die Symptome. Es handelt sich um einen wohl bekannten negativen Kreislauf im Verlauf chronischer Erkrankungen: Je länger das Ungleichgewicht im System andauert, umso heftiger die Abwehr- und Angstreaktionen, umso stärker die Symptomatik.

Um diesen negativen Kreislauf zu durchbrechen, sollte erst die Abwehrhaltung abgelegt werden. „Leichter gesagt als getan", werden Sie erwidern, und das zum Teil zu Recht. Unsere Fähigkeit, loszulassen, ist eng mit unserer Fähigkeit, Vertrauen in uns selbst zu entwickeln, oder zu empfinden, verknüpft. Je weniger Vertrauen vorhanden ist, umso mehr halten wir an unserer Abwehr fest. Das Vertrauen wiederzuerlangen oder überhaupt zu entwickeln kann ein langer Weg sein, ein Weg den man in manchen Fällen nicht allein gehen sollte. Die Schritte sind am Anfang klein und stolpernd, vielleicht gehört sogar ein Fallen dazu. Mit Geduld und Unterstützung gelingt es aber meistens eine solide Grundlage auszubilden, so dass sich Entspannung und Selbstannahme entfalten können.

Sobald wir an diesem Punkt angekommen sind, haben wir schon mindestens die Hälfte des Weges im Heilungsprozess hinter uns gebracht. Unser Geist, unsere Gedanken, unsere Emotionen entspannen sich, und natürlich auch in Folge dessen, unser Körper. Wenn unser Körper sich entspannt, kann dieser Prozess sämtliche Körperstrukturen umfassen, d. h. alle Gewebe, Organfunktionen, aber auch jede Zelle im Gefüge. Es entsteht eine bessere Grundlage für Atmung, Austausch von Informationen und Fließkraft.

Weitere Schritte stellen sich ganz natürlich ein: Die Selbstannahme ist von Sanftheit und Freundlichkeit geprägt.

Wir sind in der Lage, mit uns selbst mitzufühlen, und dieses Mitgefühl öffnet unser Herzzentrum. Es erinnert uns unter Umständen an Situationen, in denen wir für andere Wesen, die sich in unangenehmen oder schmerzvollen Situationen befanden, Mitgefühl empfunden haben. Es ist so, als ob wir uns selbst umarmen und sanft halten, uns alles Gute wünschen würden. Es hat nichts mit Sentimentalität zu tun sondern entspringt einem wesentlichen Teil unserer menschlichen Natur. Ohne liebende Güte gäbe es kein Leben auf dieser Erde. Ein Säugling kann ohne Körperwärme und Liebe nicht existieren. Er verkümmert sowohl körperlich als auch seelisch.

Warum sollten wir nicht versuchen, uns selbst mit dieser Freundlichkeit und dieser Güte zu beschenken, während wir uns entspannen und alle Zweifel und Ängste mehr und mehr loslassen...

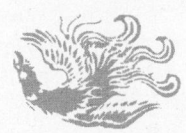

Kapitel 5
Den Geist zähmen

Die Shamata- oder Shine-Meditation (manchmal Shi-Ne geschrieben) ist eine stille Meditationsübung aus dem Buddhismus, die den Geist trainiert und ihm zu mehr Frieden, Entspannung, Klarheit und Achtsamkeit verhilft. Wenn wir Shamata üben, schaffen wir eine gute Grundlage, um alle anderen Heilmeditationen und Qi Gong-Übungen erfolgreich zu meistern.

Bei dieser Meditation benutzen wir ein Objekt als Anker für unseren wilden, diskursiven Geist, der wie ein Affe hin und her hüpft, ohne je zur Ruhe zu kommen. Dieses Objekt kann ein äußerer Gegenstand sein, wie zum Beispiel eine Kerzenflamme, oder ein innerer Gegenstand, wie unsere Atmung.

Zuerst setzen wir uns bequem, aber mit geradem Rücken hin. Es ist nicht absolut notwendig, die volle Lotos- oder halbe Lotoshaltung auf einem Bodenkissen anzunehmen. Diese klassische Meditationshaltung erfordert eine große Beweglichkeit, die nur geübte Menschen aufbringen können. Sie dürfen auch auf einer Meditationsbank oder einem Stuhl sitzen, solange Ihre Wirbelsäule aufgerichtet ist, das Kinn in Richtung Brust positioniert, so dass die Halswirbelsäule relativ gerade ist, und Sie mit beiden Fußsohlen in Kontakt mit dem Boden stehen. Der Grund warum der Rücken unbedingt gerade aufgerichtet sein muss, hat zum Teil mit den biegsamen Energiekanälen zu tun, die im Zentrum des Oberkörpers verlaufen. Diese Kanäle dürfen nicht geknickt werden, wenn wir in der Zähmung unseres Geistes erfolgreich sein möchten. Auch die Atmung sollte ungehindert fließen, was bei einem aufgerichteten Rücken sehr viel leichter geschehen kann.

Die Schultern sind entspannt, etwas nach hinten gezogen, die Achselhöhlen leicht geöffnet, oder „gelüftet". Die Handhaltung kann sehr verschieden sein, es ist nicht notwendig am Anfang eine Haltung zu wählen, die sich irgendwie ungemütlich anfühlt, nur weil man irgendwo gesehen hat, dass es sich „so" gehört. Es ist vollkommen in Ordnung, wenn Sie Ihre Hände auf Ihre Oberschenkel legen, entweder mit den Handflächen nach unten oder nach oben gedreht. Die Zunge liegt entspannt am oberen Gaumen, die Spitze hinter den Schneidezähnen.

Sie dürfen Ihre Augen offen halten oder schließen. Wenn Sie sie offen lassen, sollten Sie den halb offenen Blick eine Hand breit von der Nasenspitze entfernt entspannt auf den Boden oder evtl. auf ein äußeres Objekt richten.

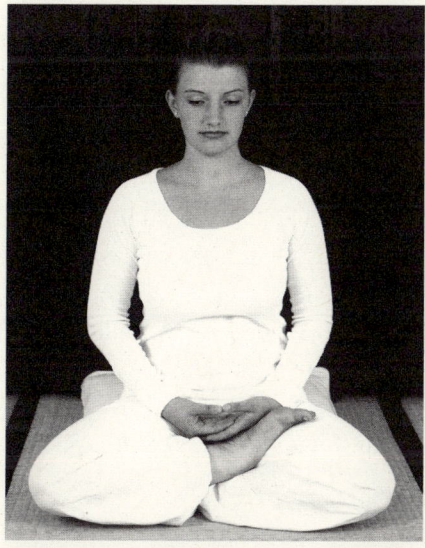

1: Klassische Meditationshaltung (Halblotos)

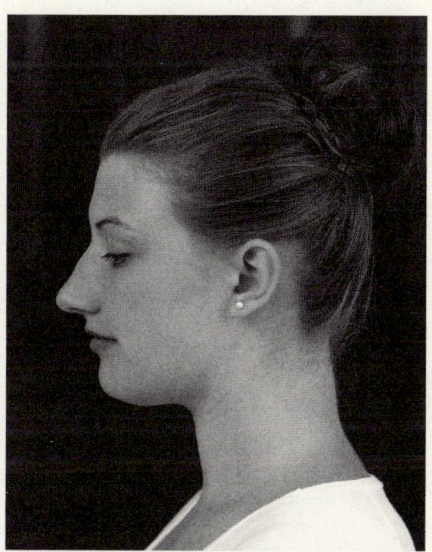

2: Kopf-/Kinnhaltung

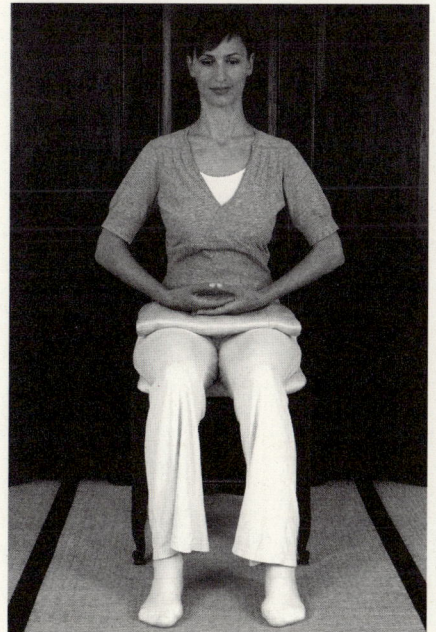

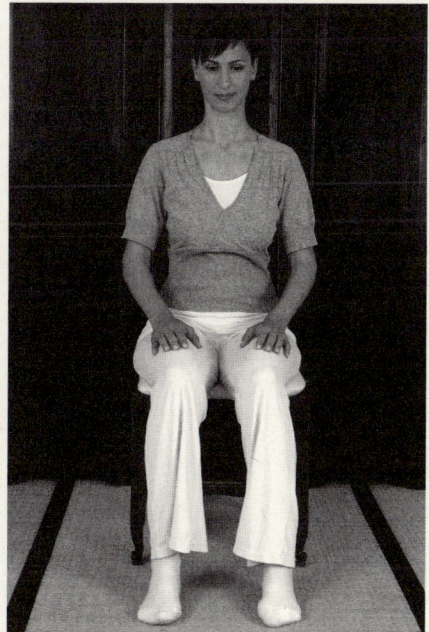

3/4: Meditationshaltung auf einem Stuhl (links in klassischer Handpostion , rechts mit erinfacher Handposition

Wenn Sie sich für die Atmung als Anker entschieden haben, lenken Sie bitte, nachdem Sie Ihre Haltung überprüft haben, Ihre Aufmerksamkeit nach Innen. Sie sind sich bewusst, dass Sie atmen, nehmen die Luft wahr, wie sie durch Ihre Nase ins Körperinnere ein- und wieder hinausströmt. Immer wieder tauchen Gedanken auf, und vielleicht auch Emotionen. Sie nehmen sie wahr und lassen sie wieder gehen. Sobald sie feststellen, dass Sie sich von Gedanken haben mitreißen lassen, dass Sie sich plötzlich beim Einkaufsbummel, im Büro oder beim Surfen in Kalifornien befinden, kehren Sie sogleich zur Atmung zurück. Ihre Atmung verankert Sie im Hier und Jetzt. Versuchen Sie gar nicht erst nicht zu denken: Sie werden genau das Gegenteil dessen erreichen! Sobald Sie Ihren Geist zwingen wollen, nichts zu produzieren, entwickelt er eine brodelnde Aktivität. Deshalb: Gelassen bleiben aber fokussiert, und vor allem sehr, sehr hartnäckig und geduldig immer wieder zum Anker, zur Atmung zurückkehren. Mein Lehrer Chime Rinpoche sagt immer: „Wenn Gedanken auftauchen, lade sie nicht zum Tee ein! Sage ‚Guten Tag‘ und gleich darauf ‚Auf Wiedersehen!‘ "

Genau so sollten Sie üben!

Wenn Sie möchten, können Sie, bevor Sie mit der Übung beginnen, Ihre Motivation überprüfen und bewusst artikulieren. Sie meditieren, um die Basis für Heilung in Ihnen zu schaffen. Diese Absicht beinhaltet eine vertrauensvolle Haltung zu Ihrem eigenen Heilungspotenzial, das unter anderem aus liebender Güte, Mitgefühl und Weisheit besteht.

In gewisser Hinsicht nehmen Sie Zuflucht zu diesen Qualitäten, die tief in Ihnen wohnen. Dies ist auch Teil der buddhistischen Tradition, so wie auch die Widmung, die am Ende der Übung gesprochen wird.

Jede Übung, die dazu dient, uns etwas glücklicher, gesünder, weiser und freier zu machen, wird dem Glück und Wohlbefinden aller fühlenden Wesen gewidmet. Wenn diese Vorstellung uns schwerfällt, können wir zumindest die positiven Ergebnisse der Gesundung uns bekannter Menschen widmen. Jeder aufrichtig empfundene Wunsch, auf andere Lebewesen gerichtet, hat eine tief heilende Wirkung auf denjenigen, der ihn ausspricht. Das ist so, weil alle Wesen in dieser Welt miteinander vernetzt sind, ob wir es bewusst spüren oder nicht.

Die Shamata-Meditation sollte täglich geübt werden. Allerdings reichen am Anfang 10 Minuten, die nach und nach auf ein Minimum von 15 oder 20 Minuten verlängert werden können.

Sie sollten sich zu diesem Zweck einen Platz in Ihrer Wohnung ein-
richten. Die Ecke darf klein sein, aber sie sollte Sie dazu inspirieren, innerlich zur Ruhe zu kommen.

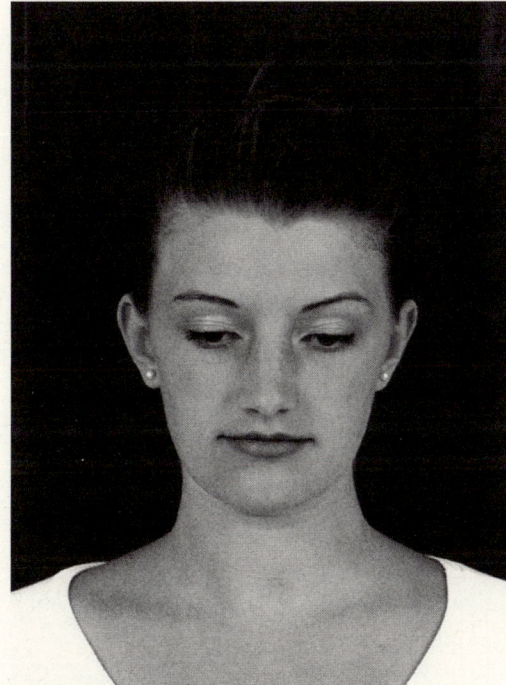

5: Blickhöhe

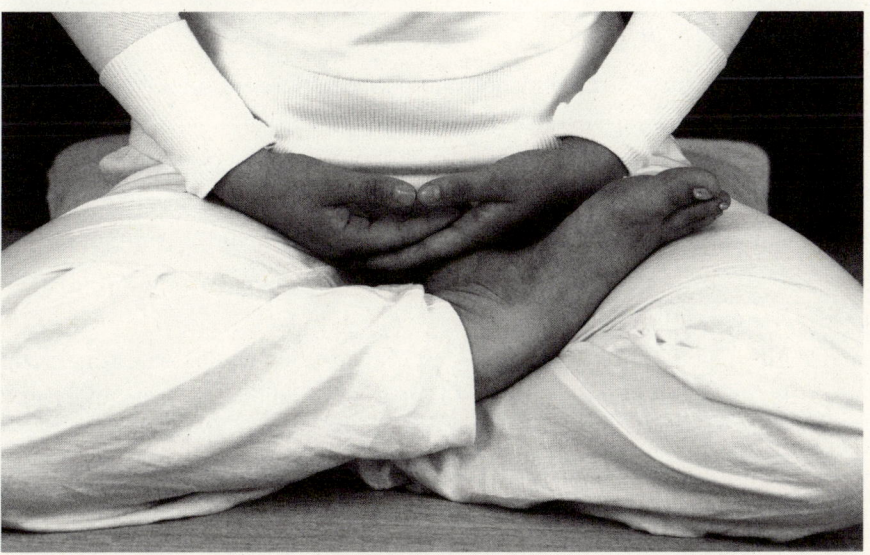

6: Handhaltung (Detail)

Kapitel 6
„Entrümpelung" –
Das Gefäß reinigen

Reinigung oder Klärung gehört zu den unumgänglichen Voraussetzungen für die Wiederherstellung unserer Regenerationskraft. Einer der Hauptgründe, warum diese blockiert ist, besteht in der Verschlackung des Organismus einerseits und andererseits in der Verschlackung der seelischen und geistigen Funktionen. Zu einem solchen Zustand der Verschlackung gesellt sich immer ein Energie-Problem, das in ausgeprägten Stau- und Leere-Zuständen zum Ausdruck kommt. An manchen Stellen ist die Energie blockiert, an anderen fehlt das Qi.

Den Körper zu reinigen fällt relativ leicht. Dazu gibt es eine Menge spezieller Diäten und Fastenkuren, phytotherapeutische oder homöopathische Mittel, Bäder, u.s.w.

Den Energiekörper klärt man am besten mit Yoga, Qi-Gong oder ähnlichen Übungen, sowie mit Atemtechniken.

Die Psyche zu bereinigen ist schon etwas schwieriger, allerdings sind die vorher aufgezählten Methoden auch hier hilfreich. Folgende Punkte schlage ich zusätzlich vor:

- Eine Form von Psychotherapie, Körpertherapie oder Hypnotherapie könnte eventuell erforderlich sein!

- Bewusst-Machen von belastenden Inhalten, Glaubenssätzen, Konzepten, Denkgewohnheiten (Schleifen, Kreisgedanken), in der Vergangenheit oder in der Zukunft verhaftet sein, etc...

- Die Absicht bewusst fassen, Abstand von negativen Gewohnheiten zu nehmen.

- Geistestraining: Das heißt, den Geist in der Gegenwart ruhen zu lassen. Das Rezitieren von Mantras, oder die Visualisierung von Licht, wie in Übungen später beschrieben wird, kann hilfreich sein. Für Menschen mit schweren psychischen Problemen, wie z. B. Psychosen, ist es dagegen ratsam, die stille Meditation ohne Visualisierung zu praktizieren, und sich nicht zu überanstrengen.

■ Widmung: Allen fühlenden Wesen, oder zumindest Menschen, die uns nahe stehen, Frieden und Heilung/Glück zu wünschen, besitzt eine stark klärende und befriedende Wirkung. Im Buddhismus wird diese Haltung Bodhicitta genannt.

Körper, Energie und Geist/Bewusstsein befinden sich in einem Zustand fortwährender Wechselwirkung. Egal wo wir ansetzen: Die Wirkung zeigt sich stets auf diesen drei Ebenen, je nach Fokus mit entsprechender Intensität.

Wenn Sie sich beispielsweise auf die Reinigung Ihres Körpers konzentrieren, werden Sie nach Beendigung einer Kur eine Zunahme Ihrer Energie und mehr geistige Frische verspüren. Während der Reinigungsphase wird sich das Gegenteil zeigen: Sie werden sehr müde sein, und viel Schlaf brauchen.

Angenommen, dass sich der Fokus Ihrer Bemühungen nach der Klärung Ihrer Energiesyste richtet, werden Sie vielleicht von Zeit zu Zeit, während Sie üben, etwas mehr emotionale Bewegungen verspüren als sonst, und Ihre Wahrnehmungsfähigkeit könnte am Anfang schwankend sein. Wenn wir hier von Wahrnehmung sprechen, meinen wir eine Form von Sensitivität, die die Bewegungen von Energie miteinschließt, verschiedene Sinneswahrnehmungen umfasst, aber darüber hinausgeht. Ich weiß, es klingt sehr geheimnisvoll und irgendwie schwer fassbar. Es ist auch sehr schwer in Worte zu fassen, und deshalb müssen Sie sich vorerst, liebe Leserin, lieber Leser, mit dieser unzulänglichen Beschreibung wohl oder übel zufrieden geben.

Nach einer Weile, und diese Zeit ist sehr individuell einzuschätzen, wird diese Wahrnehmungsfähigkeit sehr viel präziser und klarer werden, das Körperbewusstsein nimmt zu, sowie die Fähigkeit, den Körper je nach Bedarf mit lebenswichtiger Vitalenergie, mit Qi zu versorgen. Wenn die Energie im System zunimmt, besteht ein größerer Bedarf nach ethischem Empfinden, nach Achtsamkeit oder positiver Kontrolle, und es ist wiederum die Aufgabe des Bewusstseins, diese Achtsamkeit bereitzustellen, bzw. parallel dazu zu entwickeln. Geschieht das nicht in angemessener Weise, könnte die Energie fehlgeleitet werden und destruktive Formen annehmen. Mit Ethik meine ich nicht unbedingt Moral (Sittenlehre), sondern eine universelle altruistische Haltung, die eine Sensibilität für die Bedürfnisse anderer Lebewesen miteinschließt. Wenn wir große Fähigkeiten und Kraft entwickeln und diese Gaben egozentriert benutzen, werden sie höchstwahrscheinlich eine destruktive Wirkung auf unsere Umgebung und auf uns selbst haben: Das liegt am ganz sachlichen Bumerangeffekt des Gesetzes von Ursache und Wirkung.

Aus diesen und anderen Gründen scheint es am wichtigsten zu sein, den Bewusstseinstrom zu klären, obgleich das auch die schwierigste aller Aufgaben darstellt. Der Anspruch, den Sie an sich selbst haben, muss nicht gleich der Zustand der Erleuchtung sein: Wenn Sie es schaffen sollten, die Stärkung Ihrer Fähigkeit zu mehr geistigem Gleichgewicht und dadurch mehr inneren Frieden zu entwickeln, hat es sich schon gelohnt.

Körperliche Reinigung

Damit eine gute Grundlage für die Heilung geschaffen wird, sollte der Körper, oder das materielle Gefäß, von belastenden Stoffen befreit werden. Dies gilt in verstärktem Maß nach einer Chemotherapie, oder wenn, im Falle chronischer Erkrankungen, die regelmäßige Einnahme von Arzneimitteln mit Nebenwirkungen erforderlich ist.

Auf der körperlichen Ebene gibt es viele Möglichkeiten, die Funktionen der Ausscheidungs- und Entgiftungsorgane zu unterstützen, und es liegt ganz bei Ihnen, welche Methode Ihnen zusagt. Traditionell finden sich Methoden der Reinigung vor allem in der Naturheilkunde, sowohl bei uns als in allen anderen Kulturkreisen der Erde. In letzter Zeit ist das indische ayurvedische System im Westen besonders populär geworden, und viele Menschen haben schon von der Panchakarma-Kur gehört. Panchakarma ist eine Möglichkeit, den Körper von vielen belastenden Substanzen zu befreien, die Entgiftungsorgane zu stärken, um anschließend den Organismus wieder aufzubauen. Eine gute Panchakarma-Kur sollte mindestens 21 Tage lang, und im Falle ernsthafter, chronischer Erkrankungen, einmal im Jahr drei Jahre lang durchgeführt werden.

Die Panchakarma-Kur besteht aus der Einnahme von individuell bestimmten Kräutermitteln, Öl-Massagen und Dampfbädern sowie Yoga-Übungen und sollte in einer Ayurveda-Klinik unter der Anleitung von Fachärzten durchgeführt werden.

Typisch westliche Reinigungskuren sind das Heil-Fasten oder Teilfasten (reduzierte, spezifische Ernährung), was jedoch nicht von jedem vertragen wird, vor allem wenn er sich in einem geschwächten Zustand befindet. Das Fasten sollte auf jeden Fall unter fachgerechter Anleitung stattfinden. Im Allgemeinen empfiehlt es sich, eine Kombination aus Ernährungsumstellung, Kräutertees und homöopathischen oder phytotherapeutischen Mitteln, sowie körperlichen Übungen anzustreben.

Teilfasten mit basischen Nahrungsmitteln und Reis, bzw. Hirse:

Wenn Sie sich dazu entschließen, Ihre Ernährung für eine Woche oder maximal drei Wochen zu reduzieren und umzustellen, um den Körper in seiner Reinigungsfunktion zu unterstützen, sollten Sie zuerst überprüfen, wie Ihr aktueller Allgemeinzustand ist, und Ihren Arzt von Ihrer Absicht zu fasten unterrichten.

Es ist auch empfehlenswert, sich vom Arzt oder Heilpraktiker einen Plan erstellen zu lassen, der auf Ihre ganz persönlichen Bedürfnisse zugeschnitten wurde, oder entsprechende Bücher, bzw. Ratgeber zu konsultieren.

Die folgende Empfehlung ist für Menschen geeignet, die über Monate hinweg einer belastenden medikamentösen Therapie ausgesetzt waren. Sie sollte aber auf jeden Fall Ihrem Therapeuten zur Kontrolle vorgelegt werden, da eventuell kleine, individuelle Veränderungen oder Ergänzungen vorgenommen werden müssen.

Bevor wir beginnen, sollten Sie sich bewusst machen, was Sie mit dieser Kur bezwecken: Sie möchten Ihren Körper von belastenden Materialen befreien, und die Entgiftungs- bzw. Ausscheidungsorgane in ihrer Funktion unterstützen.

Diese Organe, oder Körperfunktionen wären: **Die Nieren, die Leber, der Dickdarm, die Haut und die Schleimhäute in ihrer ausleitenden Aufgabe, sowie das Lymphsystem.**

Eine Entgiftungskur wirkt immer am besten, wenn sie bei abnehmendem Mond begonnen wird. Der Körper ist zu diesem Zeitpunkt sowieso auf Entschlackung programmiert.

Um die **Nieren** zu unterstüzen ist es wichtig, viel zu trinken. Viel heißt in diesem Fall um die 3 Liter am Tag. Wenn die Nieren noch stark sind, können sogar bis 4 Liter getrunken werden. Wenn sie jedoch sehr erschöpft sind, maximal 2 Liter.

Bevorzugte Getränke sind:

- Mineralwasser, natriumarm, ohne Kohlensäure
- Kräutertees, am besten mineralreiche Fastentees oder Maisbarttee, Orangenblütentee, Brennesseltee, grüner Hafertee
- Gemüsesäfte
- Ungesüßte Molke

Eine Tasse heißes Wasser direkt nach dem Aufstehen getrunken, kurbelt den Stoffwechsel an.

Um **die Leber** zu unterstützen sollten Kräuterpräparate eingenommen und eine fettarme Diät eingehalten werden. Als Hauptmittel hat sich Mariendistel bestens bewährt. Grünes Gemüse und Bitterstoffe sind ebenfalls sehr empfehlenswert. Im Fall von hoher Belastung der Leberfunktion sollten zusätzlich Leberwickel mit Heublumen vorgenommen werden.

Um **den Dickdarm** zu unterstützen sollte während der Kur täglich indische Flohsamen oder grüne Tonerde eingenommen werden. Manchmal ist es auch sinnvoll zuerst eine Woche grüne Tonerde einzunehmen und dann im Anschluss zwei bis drei Wochen Flohsamen.

Eine gemüse- und faserreiche Ernährung reinigt mechanisch die Darmtaschen und sorgt in der Regel für eine bessere Verdauung. Die Flohsamen sorgen für eine günstige Verschiebung des ph-Werts der Darmschleimhaut. Die grüne Tonerde legt sich auf die Schleimhäute, bindet eventuelle Reiz- oder Giftstoffe, so dass sie besser ausgeschieden werden können. Sowohl Flohsamen als auch Tonerde sollten nicht zeitgleich mit Medikamenten eingenommen werden!

Bestimmte Nahrungsmittel, wie z. B. Naturreis oder insbesondere Hato Mugi (Hiobstränen) haben eine besonders regenerierende Wirkung auf die Darmschleimhäute. Achten Sie darauf, die Nahrung sehr gründlich zu kauen, bevor Sie sie herunterschlucken.

Wir denken in der Regel selten an unsere **Haut** als Entgiftungsorgan, dabei leistet sie diese Arbeit ganz vorzüglich. Sauna und Dampfbad sind aber leider nicht für jeden geeignet: Wenn Sie ein lymphatisches Problem haben, oder schlechte Venen, Herzschwäche und hohen Blutdruck sind Hitze-Anwendungen nicht empfehlenswert. Für alle andere Menschen sind diese mit anschließender kalter Dusche aber wunderbare Hilfsmittel. Bei geschwächter Kondition und empfindlichem Kreislauf empfiehlt es sich, diese Mittel moderat zu nutzen!

Wenn keine massiven Lymphödeme oder venöse Stasen bestehen, ist es möglich, mindestens ein Mal pro Woche basische Bäder zu nehmen. Die Temperatur sollte allerdings niemals 37 Grad übersteigen! Basische Strümpfe oder Teilanwendungen sind sogar bei Ödemen und venösen Stasen sehr gut: Sie wirken eher kühlend und sehr entlastend. Bürstenmassage oder spezielle Massage wie die russische Honigmassage werden ebenfalls während der Kur als sehr unterstützend empfunden.

Das Lymphsystem ist unter anderem unsere wichtigste Kläranlage. Ihm sollte also während der Entgiftung unsere ganze Aufmerksamkeit gelten. Lymphdrainage-Behandlungen, homöopathische Lymphmittel, Shiatsu-Behandlung und Qi-Gong unterstützen sehr erfolgreich die Arbeit des Lymphsystems, und sollten deshalb während der Entgiftungskur in Anspruch genommen werden – natürlich nur, wenn keine medizinische Kontraindikation vorliegt!

In der Entgiftungszeit brauchen Sie viel Ruhe und Schlaf. Ihr Körper wird am effektivsten arbeiten, wenn Sie ihm beides gönnen. Ihre Ernährung sollte leichtverdaulich (Rohkost, Fett und Zucker vermeiden!) und reduziert sein, doch so, dass Sie sich wohlfühlen. Am besten haben sich bewährt: Suppen, Gemüse in jeglicher Variation, Naturreis, Hirse, Vollkornnudeln, Haferflocken, Obst in Kompottform ohne Zuckerzusatz. Etwas kaltgepresste Öle wie z. B. Sesam oder Olivenöl sind in Maßen erlaubt.

Die Entgiftungszeit sollte am Stück nicht länger als drei Wochen dauern! Sie kann dennoch bei Bedarf dreimal Mal im Jahr wiederholt werden.

Anschließend können Aufbau-Behandlungen besonders erfolgreich durchgeführt werden, (dem Körper werden gezielt Vitalstoffe nach Bedarf zugeführt, das Übungsprogramm wird angepasst).

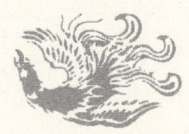

Kapitel 7
Klärung des Energie-Körpers und der Psyche

Qi Gong

Es gibt für diese alte chinesische Kunst, die Lebensenergie zu pflegen, verschiedene Namen, und jeder Name drückt einen Aspekt der Bedeutung von Qi Gong aus. Zum Beispiel: tugu naxin, *„Altes ausstoßen, Neues aufnehmen"*, oder xingqi, *„das Qi strömen lassen"*, yangsheng, *„das Leben nähren"*, neigong, *„Innere Übung"*, sowie daoyin *„Lenkung des Qi"*. Die meisten Übungen, die hier erklärt werden, gehören zum inneren Qigong, oder Neigong.

Diese Methoden der Selbstheilung sind mehrere Tausend Jahre alt, sie wurden zu einer Zeit entwickelt, als die Menschen über mehr Sensibilität und Ausdauer verfügten. Qi Gong wird in China von Millionen Menschen regelmäßig praktiziert, und dort gezielt im Gesundheitswesen, z. B. in Krankenhäusern zur Behandlung von schweren, chronischen Erkrankungen, empfohlen.

Eine der wichtigsten Regeln oder Grundlagen im Qi Gong lautet:

Die Energie, das Qi, folgt der Aufmerksamkeit und der Atmung. Die Körperhaltung hilft, das Qi optimal aufzunehmen oder auszuscheiden, den Qi-Fluss zu lenken und zu speichern.

Bevor Sie sich mit der ersten Qigong-Übung befassen, sollten Sie versuchen herauszufinden, wie es um Ihre Atmung bestellt ist, denn die Atmung ist „das Fahrzeug" des Qi!

Grundlegendes über die Atmung:

Wenigen Menschen ist die Mechanik ihrer Atmung bewusst. Atmen ist ein Vorgang, der unbewusst, vegetativ, gesteuert ist. Wir können diesen Vorgang wahrnehmen, müssen es aber nicht unbedingt, damit es funktioniert. Die Qualität der Atmung hängt einerseits von anatomischen, physiologischen, andererseits von emotionalen und geistigen Faktoren ab. Verschiedene Muskeln sind an diesem Prozess beteiligt, z.B. das Zwerchfell, die Rücken-, Rippen- und die Bauchmuskulatur.

Unsere Atmung ist auf der physiologischen Ebene mit der Aufnahme von Sauerstoff einerseits, und mit der Abgabe von belastenden Gasen, von Kohlendioxyd andererseits verbunden. Auf der energetischen Ebene nehmen wir beim Einatmen frisches Qi auf, und stoßen beim Ausatmen verbrauchtes Qi wieder aus. Je flexibler unser Zwerchfell ist, um so tiefer geht die Atmung. Weil das Zwerchfell aus Muskel- und Bindegewebsfasern besteht, ist es trainierbar.

Der Atemvorgang beeinflusst zusätzlich die Funktion aller großen inneren Organe. Bei bestimmten Atemtechniken werden zum Beispiel die Bauchorgane intensiv massiert und angeregt.

Der Zusammenhang zwischen dem Fluss der Emotionen und der Atmung ist Körper- und Psychotherapeuten wohl bekannt. Möchte der Patient bestimmte schmerzhafte Dinge nicht fühlen, wird er so flach atmen wie nur möglich (gerade so viel, dass er überlebt und funktioniert, aber mehr nicht!). Wenn sich dieser Patient aber entschließt, sich den schmerzhaften Inhalten zu stellen, dann wird es hilfreich sein, ihn tief in den Bauch atmen zu lassen.

Gehen Sie beim Üben bitte sanft und vorsichtig mit sich um, und setzen Sie sich auf keinem Fall unter Druck: Sie wären nur damit überanstrengt und frustriert, anstatt entspannt und erfrischt zu sein!

ATMUNGSWAHRNEHMUNGSÜBUNG
Schwierigkeitsgrad 1

Setzen Sie sich bitte entweder auf den Boden, auf ein Meditationskissen oder auf einen Stuhl, und richten Sie Ihre Wirbelsäule sanft auf. Die weiter oben beschriebene Meditationshaltung wie, ist für alle Übungen perfekt!

Richten Sie nun Ihre Aufmerksamkeit nach Innen, und versuchen Sie herauszufinden, in welchem Bereich Ihres Oberkörpers Ihre Atmung stattfindet. Sie dürfen gerne Ihre Hände auf den Bauch, auf Ihren

III

Rippenbogen, Brustkorb oder auf Ihr Schlüsselbein legen, um die Atembewegungen besser zu spüren. Versuchen Sie nur wahrzunehmen, ohne die Atmung zu beeinflussen! (siehe Bild 10, 11, 12, Seite 126)

DAS UNTERE DAN TIEN WAHRNEHMEN
(FORTSETZUNG DER ERSTEN ÜBUNG):
Schwierigkeitsgrad 1

Dann richten Sie Ihre Aufmerksamkeit auf einen Punkt, vier Finger breit unterhalb des Nabels. Dort befindet sich Ihr Haupt-Energiereservoir, das Dan Tien. Dieses Reservoir möchten wir nun mit frischer Lebensenergie oder Qi füllen. Dazu legen Sie einfach beide Hände an der angegebenen Stelle auf Ihren Bauch und lenken Aufmerksamkeit sowie Atmung auf diese Stelle. Bleiben Sie bitte ganz entspannt und offen und möglichst frei von Erwartungen. Indem Sie einfach nur dort SIND oder VERWEILEN geschieht das, was geschehen soll. Ist das nicht wunderbar? Keine Anstrengung ist nötig.

Vielleicht wird es anfangs nicht so selbstverständlich funktionieren. Wichtig ist, dass Sie nur so lange üben, wie Sie es schaffen, entspannt und fokussiert zu bleiben!

Das Qi macht sich eventuell als Wärmegefühl oder Kribbeln bemerkbar. Dies ist aber kein Muss: Auch wenn Sie zunächst nichts besonderes spüren, geschieht etwas, da können Sie sicher sein.

SCHÜTTELÜBUNG
Schwierigkeitsgrad 2

Bei dieser Übung sollten Sie sich hinstellen, beide Füße parallel zueinander, die Kniegelenke locker und das Becken in der mittleren Position (nicht nach hinten, nicht nach vorne gekippt!), entspannt.

Die Wirbelsäule ist sanft aufgerichtet, die Schulter entspannt, die Arme hängen an den Seiten herunter.

Nun beginnen Sie zu schwingen: Die Bewegung geht von den Fersen oder Achillessehnen aus (beide Füße bleiben immer in Kontakt mit dem Boden!), und pflanzt sich nach oben durch den ganzen Körper, durch alle Gelenke bis zum Scheitel fort. Dieses Schwingen, Abfedern oder sanftes Schütteln gelingt am besten, wenn der Körper ganz locker bleibt. Die Atmung währenddessen bitte ganz natürlich belassen!

Stellen Sie sich dabei vor, wie verbrauchtes, angestautes Qi aus allen Körperbereichen wie dunkler Rauch aus den Fußsohlen in den Boden versickert.

Zum Schluss setzen Sie sich bitte in Ihre bevorzugte Meditationshaltung, kommen zu Ruhe und achten mindestens fünf Minuten lang auf Ihre Atmung.

Sie können auch eine zweite Reinigungsmethode mit Visualisierung (s. Klärende Nektar-Dusche Seite 114) gleich anschließen.

Sich von belastenden Emotionen reinigen

„Vergebung und Mitgefühl haben nichts mit Schwäche oder

Sentimentalität zu tun. Sie erfordern Mut. Nur durch sie lässt

sich der ersehnte Frieden herbeiführen.

...Wahre Liebe ist nichts für Feiglinge."

Meher Baba

Lernen Sie, sich in die Emotion oder Empfindung hinein zu entspannen! Lassen Sie los! Wertschätzen Sie die Energie der Emotion, aber halten Sie sie nicht fest! Wertschätzen heißt: „Ich nehme es aufmerksam wahr, ich sehe die Zusammenhänge, die dazu geführt haben, dass diese emotionale Reaktion entstanden ist. Aber ich füttere sie nicht mit meinen negativen Gedanken. Ich lasse sie einfach sein, und lasse sie gehen, so wie es ihrer flüchtigen Natur entspricht."

Dieser Umgang mit Emotionen kann anfangs schwer sein. Je achtsamer und geübter wir sind, umso besser funktioniert es natürlich. Aber es lohnt sich zu üben und jede Gelegenheit wahrzunehmen, immer wieder zu versuchen in dieser Weise vorzugehen.

Manche Menschen haben Angst, zu seelenlosen, vernunftsgesteuerten Robotern zu werden wenn sie ihre Emotionen loslassen. Nur in der Leidenschaft fühlen sie sich richtig lebendig. Sie verwechseln vielleicht Emotion und Gefühle, und sind von den Sturmwellen an der Oberfläche des Sees fasziniert.

Die folgende Übung ist einer sehr alten Reinigungsmeditation aus dem tibetischen Buddhismus entlehnt.

ÜBUNG: KLÄRENDE NEKTARDUSCHE

Eine Methode zur Reinigung, Heilung und Transformation von destruktiven emotionalen Reaktionen oder negativen gewohnheitsmäßigen Tendenzen.
Schwierigkeitsgrad 3 bis 4

In der tibetischen buddhistischen Tradition werden Emotionen als machtvolle, farbintensive Energien betrachtet, die im gestauten, festgehaltenen Zustand unsere Energiekanäle verstopfen, und uns an einer klaren Sicht der Wirklichkeit hindern. Auch negative emotionale Überreaktionen, die zur Gewohnheit werden, wie z. B. Wut, können hier erfolgreich losgelassen werden.

Visualisieren Sie bitte über Ihrem Scheitel eine vollkommene weiße Blüte, es kann ein Lotos oder eine für sie wichtige Blume sein. Die Lotosblüte hat eine besondere symbolische Bedeutung, weil sie im Schlamm wurzelt und ihre perfekte, reine Blüte dem Licht entgegen öffnet. Auf dieser weit offenen Blüte sitzt ein Lichtwesen, weiß, vollkommen transparent, mit gütigem und wunderschönem Gesichtsausdruck. Diese Erscheinung können Sie Ihren jeweiligen spirituellen Überzeugungen anpassen. Wichtig ist nur, dass diese Erscheinung die konzentrierte Essenz positiver Eigenschaften, Geduld, Güte, Mitgefühl und Weisheit darstellt.

Richten Sie nun eine aufrichtige Bitte an diese Erscheinung, eine Bitte, die Sie selbst formulieren sollten. Inhaltlich könnte sie folgendermaßen lauten:

> *„Ich richte meine Bitte an die Verkörperung aller guten, heilsamen Eigenschaften. Bitte reinige mich und alle anderen Wesen von allen quälenden Gedanken, Empfindungen, Handlungen und körperlichen Symptomen, die seit langem Ursachen für Schmerz und Unwohlsein sind."*

Jetzt stellen Sie sich vor, wie, entstanden durch große Anteilnahme und Verständnis, aus dem Herzzentrum der Erscheinung perlmuttfarbener Nektar ausströmt, ihren ganzen Körper ausfüllt, und wie dieser Nektar überfließt, aus dem großen Zeh der Erscheinung in Ihre Scheitelöffnung hineinfließt. Diese weiß leuchtende Substanz reinigt wie eine Dusche Ihren eigenen Körper, Ihre Emotionen, Energiekanäle und Gedanken, und alle negativen Handlungen aus der Vergangenheit, und der Gegenwart. Währenddessen konzentrieren Sie sich darauf, die Dinge, die Sie tatsächlich belasten, die Sie bereinigen möchten, **los zu lassen** und visualisieren sie diese als dunklen Rauch, oder wenn es für sie passender ist, als irgendwelche anderen dunklen Substanzen und Formen, die aus Ihrem Körper entweichen und entweder sich im Raum auflösen, oder in den Boden versickern. Es kann sich hierbei z. B. um Angst, Wut, Groll, starke Anhaftung, Verwirrung, oder auch um konkrete, destruktive Handlungen aus der Vergangenheit handeln.

Achten Sie bitte darauf, negative emotionale Zustände und Gedanken nicht festzuhalten, sondern während der Übung wirklich loszulassen! Wenn es Ihnen anschließend schlechter geht, haben Sie sich in diesen negativen Zuständen festgekrallt, anstatt sie gehen zu lassen!

Versuchen Sie Ihre Aufmerksamkeit gleichzeitig auf die Visualisierung und auf die zu klärenden Inhalte zu richten. Wenn es Ihnen am Anfang schwerfällt, wechseln Sie den Fokus zunächst ab, später können Sie ihn dann auf beides gleichzeitig richten.

In der buddhistischen Version dieser Methode gibt es ein Mantra, eine Reihe von Silben, die gleichzeitig rezitiert werden. Diese Methode fokussiert den Geist zusätzlich, würde aber vielleicht manchen Lesern zu fremdartig erscheinen. Deshalb verzichten wir hier darauf und begrenzen uns auf die Bewusstmachung unserer Hauptabsicht während der Visualisierung, indem wir ab und an folgenden Satz wiederholen : „Ich erkenne klar und deutlich, und bedauere aufrichtig, was geschehen ist und fasse den festen Entschluss, von nun an und in Zukunft, achtsamer mit mir und mit meiner Umwelt zu sein."

Am Ende dieser Phase, die mindestens fünfzehn Minuten andauern sollte, bittet man noch einmal um Unterstützung, und fasst den Entschluss, in Zukunft besser mit sich und mit Anderen umzugehen. Die Erscheinung löst sich in Licht auf, und verschmilzt vollständig mit Ihnen. Eine kurze stille Meditation im Anschluss wird von den meisten als besonders angenehm und leicht empfunden.

Die Verschmelzung der visualisierten Figur mit einem selbst am Ende der Übung ist sehr wichtig: Es bedeutet, dass diese reinigende, positive Kraft schon immer ein Teil unseres eigenen Geistes, oder Bewusstseins gewesen ist. Durch diese Übung verstärken wir die Verbindung zu unserem eigenen mitfühlenden, weisen und kraftvollen Potenzial.

Diese Methode kommt ohne Schuldgefühle aus. Es geht hier eher darum, Einsicht und Bewusstheit über die Zusammenhänge von Ursache und Wirkung zu entwickeln, sowie eine Haltung des Bedauerns und der

Neuausrichtung anzunehmen, die zukünftiges Leiden verhindert. Es entlastet und befreit gebundene Energie, die zur Selbstheilung genutzt werden kann.

ÜBUNG:
QI GONG / REINIGUNG DES ZENTRAL-NERVENSYSTEMS

Schwierigkeitsgrad 5

Diese Übung ist etwas schwieriger, weil sie eine mittelmäßig bis gute Atemtechnik sowie eine gute Vorstellungskraft voraussetzt.

Sie wirkt insgesamt sehr regenerierend auf das Zentral-Nervensystem, und hilft besonders bei zu hohem Augendruck, Kopfschmerzen und sonstigen Symptomen im Bereich des Gehirns.

Setzen Sie sich auf ein Meditationskissen oder auf einen Stuhl, und nehmen Sie dabei die Meditationsgrundhaltung ein. Richten Sie Ihre Aufmerksamkeit nach innen, und beobachten Sie eine Weile Ihre Atmung. Atmen Sie ruhig etwas tiefer ein und aus, doch ohne Anstrengung!

Dann atmen Sie bitte tief durch die Nase ein, und stellen sich dabei vor, wie das Qi, das in der Atemluft enthalten ist, als weißer Dunst bis in den Bauch hinunter aufgesogen wird. Während Sie den Atem anhalten, dringt das Qi wie ein weißer Nebel durch das Steißbein in die Wirbelsäule ein. Stellen Sie sich vor, die Wirbelsäule wäre eine gläserne Röhre, durch die das Qi stetig nach oben steigt; durch alle Abschnitte der Wirbelsäule hindurch spüren Sie die Energie sanft und stetig steigen, während Sie immer noch die Luft anhalten. Im Kopf angekommen, wirbelt das Qi im Gehirn herum und reinigt alle Windungen und dunkle Ecken gründlich. Versuchen Sie dabei ganz entspannt zu bleiben! Wenn Sie die Luft nicht mehr anhalten können, atmen Sie einfach wieder durch den Mund aus, und stellen sich vor, wie die ausgeatmete Luft zunächst dunkel oder grau wirkt (nach einigen Wiederholungen wird sie leuchtend hell). Bevor Sie die Übung wiederholen, atmen Sie ein paarmal ganz natürlich durch die Nase ein und aus.

Am Anfang sollten es nur drei Wiederholungen sein, später fünf oder sieben.

Die Neun Reinigenden Atemzüge

Vorbereitende Visualisation der mittleren Energiekanäle

Im Zentrum des Oberkörpers befinden sich drei Hauptenergiekanäle aus reinem Licht. Diese drei Kanäle sind besonders eng mit unserem Bewusstsein, oder mit der Essenz unseres Geistes verbunden, und die Methoden,

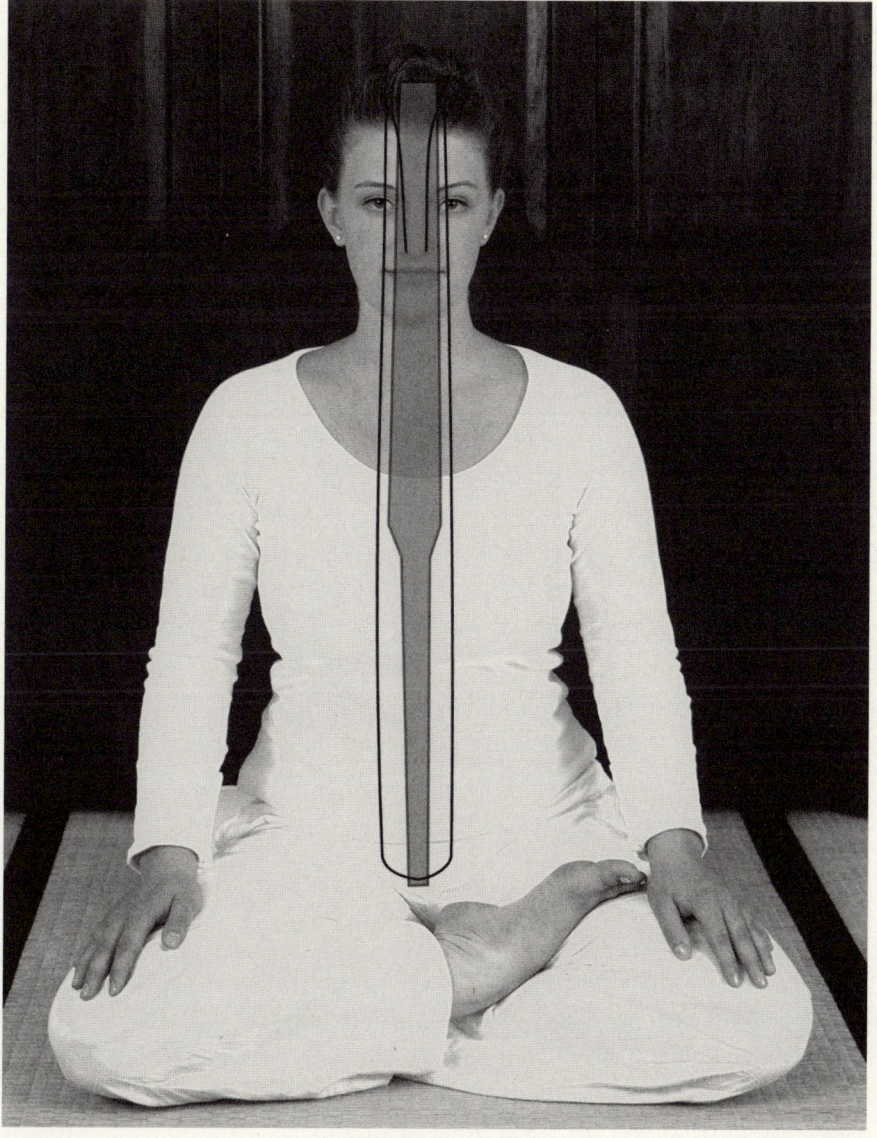

7: Die drei mittleren Kanäle

die sich auf sie beziehen, gehören zu den kraftvollsten Reinigungsübungen. Die folgende Atemübung existiert in mehreren Variationen in allen Yoga-Systemen Indiens, Tibets und Chinas.

In diesen verschiedenen Traditionen werden den drei Kanälen verschiedene Farben zugeordnet, die, je nach Ursprungstradition und beabsichtigtem Zweck der Übung, nicht unbedingt übereinstimmen.

Bei der folgenden reinigenden Atem-Übung aus dem inneren, buddhistischen Qi Gong ist es nicht notwendig, die Farbe der Kanäle zu visualisieren. Die Methode der Wechselatmung reinigt die Energie in den Kanälen und gleichzeitig befreit sie von negativen Gedanken und gestauten Emotionen. Sie wird häufig als Vorbereitung für andere Meditationsübungen verwendet, weil sie den Geist beruhigt und klärt. Sie kann sowohl morgens und abends als tägliche Übung allein oder vor der Shamata-Meditation angewandt werden.

Achtung! Halten Sie bitte den Atem nur so lange an, wie es für Sie persönlich mühelos zu bewerkstelligen ist!

Setzen Sie sich wieder in gewohnter Meditationshaltung auf ein Kissen oder einen Stuhl, beide Hände liegen auf den Oberschenkeln, Handflächen nach unten gerichtet, das letzte Glied des Daumens berührt die Wurzel des Ringfingers. Richten Sie Ihre Aufmerksamkeit nach innen. Stellen Sie sich zuerst die drei Licht-Kanäle im Innern Ihres Körpers vor, zuerst der mittlere Kanal von der Stelle vier Fingerbreit unterhalb des Nabels bis zum Scheitel vor der Wirbelsäule verlaufend, etwa von der Breite eines dicken Füllfederhalters. Auf der Höhe des Herzens wird die Lichtsäule etwas breiter; der Kanal auf der rechten Seite und der linke Kanal sind etwa bleistiftdick. Sie münden beide im Zentralkanal, ungefähr dort, wo sich unser Dan Tien im unteren Bauch befindet, das heißt vier Finger breit unterhalb des Nabels. Sie steigen auf beiden Seiten bis zur Schädeldecke hoch und von dort wieder hinab bis zu den Nasenöffnungen.

ÜBUNGSANLEITUNG
Schwierigkeitsgrad 4

Die ersten drei Atemzüge:
Der Daumen der linken Hand liegt auf dem Grundgelenk des Ringfingers. Mit diesem wird das linke Nasenloch geschlossen, während Sie sich vorstellen durch das rechte Nasenloch weißes Licht oder Dunst in den rechten Kanal bis zur Einmündung in den Zentralkanal einzuatmen.

Während Sie den Atem anhalten, stellen Sie sich vor, wie der weiße, leuchtende Dunst im Zentralkanal bis zum Scheitel steigt und gleich wieder hinuntersinkt*. Dann schließen Sie das rechte Nasenloch mit dem gleichen Finger und atmen durch das linke Nasenloch gründlich aus, während Sie sich vorstellen, dass die ausgeatmete Luft im linken Kanal bis zur Nasenöffnung hochsteigt, um dann ausgestoßen zu werden. Stellen Sie sich bitte dabei vor, wie belastendes Material, Gedanken, Emotionen, negative Handlungen mit der ausgeatmeten Luft aus dem System ausgeschieden werden, und wie sie sich dann einfach auflösen.

Die nächsten drei Atemzüge:
Wiederholen Sie das Ganze, nachdem Sie die Seite gewechselt haben:
Sie atmen durch die linke Nasenöffnung ein und durch die rechte Seite aus. Verfahren Sie sonst genauso wie oben beschrieben.

Die letzten drei Atemzüge:
Sie atmen nun durch beide Nasenöffnungen gleichzeitig ein, halten den Atem an, während Sie sich vorstellen, wie weißes Licht in das Zentralkanal an der Einmündungsstelle vier Finger breit unterhalb des Nabels einfließt, den Zentralkanal hinauf- und hinunterspült und beim Ausatmen die Seitenkanäle hinauffließt. Während Sie ausatmen, können Sie sich vorstellen, wie sich alle Ursachen für Symptome, z. B. Schmerzen und Krankheiten, die in Ihnen und in allen anderen betroffenen Wesen existieren, im Raum auflösen.

Im Anschluss an diese Übung sollten Sie sich mindestens fünf Minuten Zeit für eine stille Meditation nehmen und den Atem dabei ganz natürlich belassen.

Alternative nach der Bön-Tradition des tibetischen Buddhismus

Diese Übung stammt aus dem Mutter-Tantra (Ma Gyud) der sehr alten spirituellen tibetischen Tradition, genannt Bön. Bön ist noch viel älter als der Buddhismus, und kam erst im achten Jahrhundert unserer Zeitrechnung mit den Lehren des Buddhismus in Kontakt. Es fand eine Art Integration

---

* Der weiße, leuchtende Dunst oder das weiße Licht verschmilzt mit dem mittleren Kanal, während es sich hinauf- und hinunterbewegt. Gleichzeitig kann sich die Beckenbodenmuskulatur leicht nach oben zusammenziehen. Während der nächsten Einatmung entspannt sie sich wieder vollkommen.

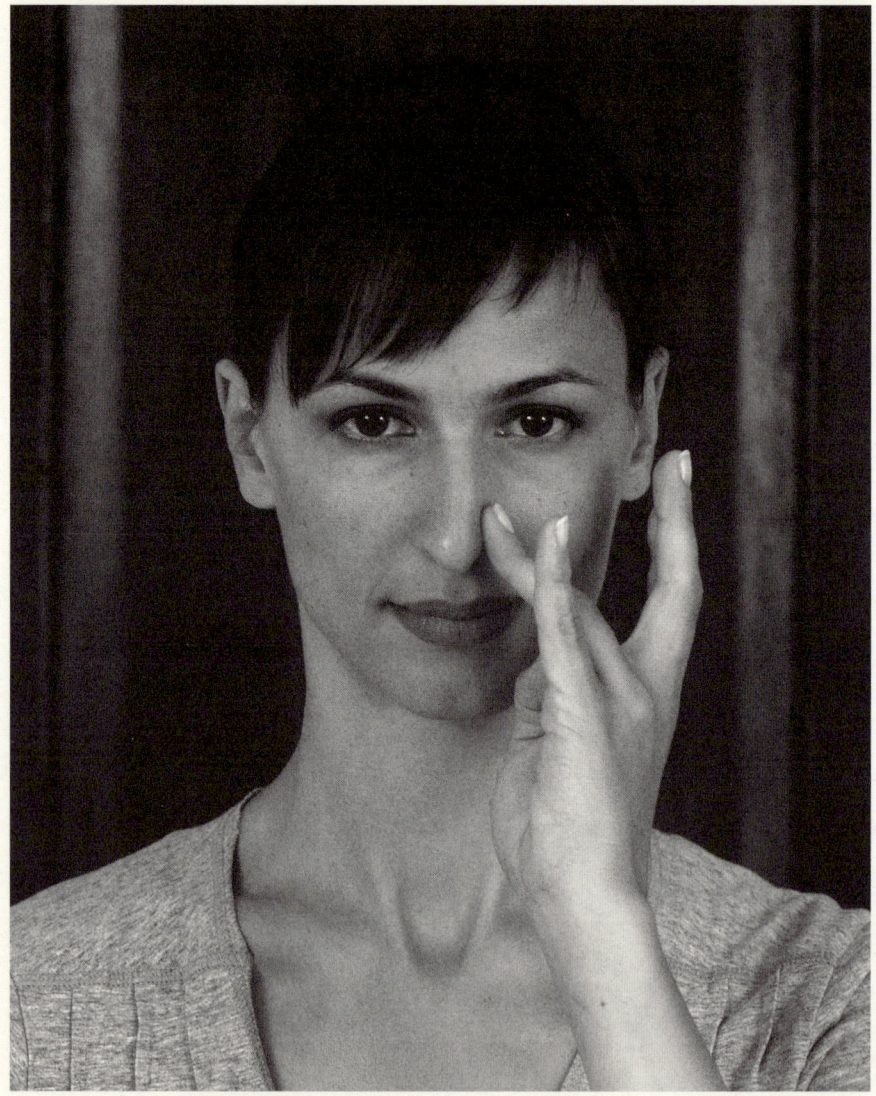

8: Handhaltung bei der Übung der *Neun Reinigenden Atemzüge*

und Verschmelzung statt, aus der die heutige spirituelle Tradition des Bön hervorgegangen ist.

Setzen Sie sich bitte in Meditationshaltung auf ein Kissen oder einen Stuhl, beide Hände in Ihren Schoß gelegt, so dass die rechte Hand in der linken liegt: Beide Handfläche zeigen nach oben. Richten Sie bitte Ihre Aufmerksamkeit nach innen. Stellen Sie sich zuerst die drei Kanäle im

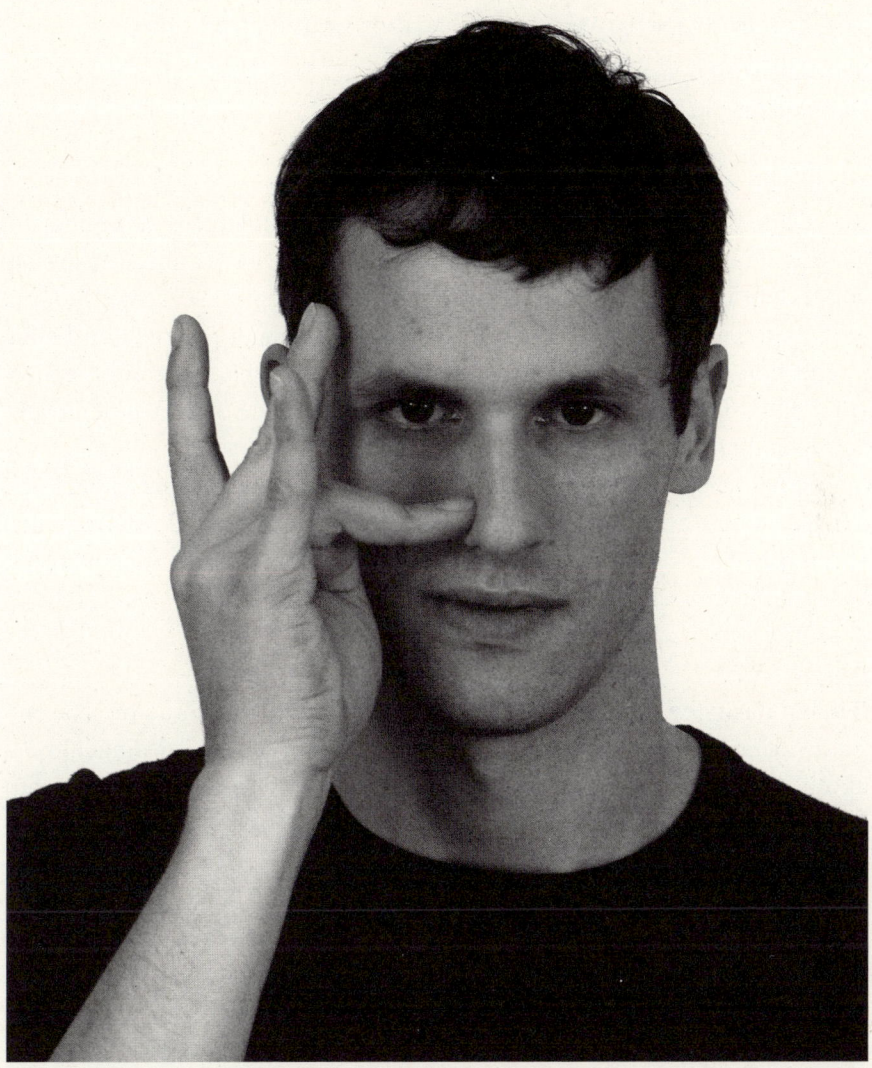

9: Handhaltung bei der Übung der *Neun Reinigenden Atemzüge*

Inneren Ihres Körpers vor: In der Bön-Tradition sind der weibliche, linke Kanal rot und der männliche, rechte Kanal weiß und der etwas breitere mittlere Kanal blau, von der gleichen Größe wie oben beschrieben. Die Seitenkanäle münden im blauen Zentralkanal vier Finger breit unterhalb des Nabels, wo sich unser Dan Tien im unteren Bauch befindet, steigen auf beiden Seiten bis zur Schädeldecke hoch, und von dort wieder hinab bis zu den Nasenöffnungen (siehe Bild 7, Seite 117).

DIE ÜBUNG DER NEUN REINIGENDEN ATEMZÜGE, WIE SIE VON TENZIN WANGYAL RINPOCHE GELEHRT WIRD

Schwierigkeitsgrad 4
Männer und Frauen üben auf gleiche Weise.

Die ersten drei Atemzüge:
Der Daumen der rechten Hand liegt auf dem Grundgelenk des Ringfingers. Mit diesem wird das rechte Nasenloch geschlossen, während Sie sich vorstellen, durch das linke Nasenloch grünes Licht einzuatmen. Dann schließen Sie das linke Nasenloch mit dem Ringfinger der rechten Hand und atmen durch das rechte Nasenloch gründlich aus, während Sie sich vorstellen, dass die ausgeatmete Luft als hellblauer Strom aus dem weißen Kanal austritt.

Sobald Sie die Visualisierung und die Atemtechnik beherrschen, können Sie sich zusätzlich vorstellen, dass in diesem hellblauen Luftstrom alle Hindernisse aus der Vergangenheit, die noch in Ihrem System festhängen, ausgeschieden werden.

Drei Mal wiederholen!

Bei den nächsten drei Atemzügen wechseln Sie die Hand und die Nasenseite. Grünes Licht wird jetzt durch die rechte Nasenöffnung eingeatmet, und hellrosafarbenes Licht aus dem roten, linken Kanal wieder ausgeatmet. Alle Hindernisse und Krankheiten, die in der Zukunft entstehen könnten, werden damit aus dem System ausgeschieden.

Die letzten drei Atemzüge finden durch beide Nasenöffnungen statt.

Das heilsame grüne Licht einatmen und sich vorstellen, wie es über beide seitliche Kanäle bis zur Einmündungsstelle in den Zentralkanal auf der Höhe des unteren Dan Tien eingesogen wird. Während der Ausatmung stellen Sie sich vor, wie das Licht den Zentralkanal bis zum Scheitel emporsteigt und graue oder schwarze Wolken, oder Rauchschwaden vor sich herschiebt, bis diese aus dem Scheitelpunkt aus dem Körper hinausgepustet werden.

Diese schwarze Wolken verkörpern alle negative Gedanken und Emotionen, alle bewusstseinsmäßigen Verstrickungen der Gegenwart, die nun aus dem System ausgeschieden werden.

Erklärung:

Folgende Erklärungen mögen für Laien etwas esoterisch klingen. Falls Sie wenig Erfahrungen im Umgang mit tibetischer Medizin oder Spiritualität haben, genügt es vollkommen sich vorzustellen, dass diese Übung Ihnen dabei hilft, die Ursachen für Ihre Symptome zu beseitigen.

Während der ersten drei Atemzüge werden nach der Lehre der tibetischen Bön-Tradition die karmischen Auswirkungen der Vergangenheit, in denen wir noch festhängen, bereinigt. Diese vergangenen Verstrickungen und dazu gehörige alte Krankheiten werden dem Element Luft (Lunge) zugeordnet.

Während der nächsten drei Atemzüge werden die negativen karmischen Auswirkungen, die erst in der Zukunft aufgehen werden, bereinigt. Es handelt sich hierbei um Konsequenzen von Handlungen aus Vergangenheit und Gegenwart, die noch nicht zum Tragen gekommen sind, weil die Faktoren, die zum „Reifen der Frucht" führen, noch nicht zusammen gekommen sind. Dennoch existieren diese Samen in uns und warten auf eine günstige Gelegenheit, um aufzugehen.

Diese karmischen Samen, Produkt unserer negativen Handlungen, werden der Substanz Galle zugeordnet.

Die letzten drei Atemzüge bereinigen die karmischen Eindrücke der Gegenwart, die sich in Form von störenden, gestauten Emotionen und verwirrten Gedanken bemerkbar machen. Im Schamanismus werden diese psychischen Erscheinungen als Geister und Dämonen bezeichnet, die unser inneres Gleichgewicht empfindlich stören. Sie werden der Substanz Schleim zugeordnet.

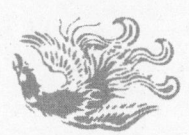

Kapitel 8
Energie aufbauen

Nachdem wir Raum für frische Energie geschaffen haben, können wir mit der gezielten Aufnahme von Qi beginnen.

Zuerst aber rufen wir uns in Erinnerung, was Qi genau ist, und welche Qualitäten von Qi existieren. Wir haben im ersten Teil dieses Buches Qi als Vital-Energie oder Lebenskraft bezeichnet. Es wurde auch zwischen drei Arten von Qi unterschieden:

- Das Qi, das die Materie, die Atome zusammenhält und über Luft und Nahrung aufgenommen wird.
- Das Jing, oder die Erbenergie: Das Energie-Potenzial von unseren Vorfahren.
- Das Shen, oder die Energie unseres Geistes, unseres Bewusstseins.

Die Haupteigenschaft von Qi ist Fließen oder Bewegung. Gestautes Qi besitzt pathologische Qualitäten und Eigenschaften.

Nehmen wir an, unser Jing, also die vererbte Energie unserer Ahnen, ist eher schwach ausgeprägt, und wir möchten das Energie-Niveau in unserem System erhöhen bzw. verbessern. In diesem Fall ist es notwendig das Qi, das uns umgibt so effizient wie möglich aufzunehmen. Das können wir tun, indem wir qualitativ gutes Qi aus der Luft mithilfe bestimmter Atemtechniken, und gutes Nahrungs-Qi in unser System einschleusen und speichern.

Qualitativ gutes Qi aus der Luft heißt zum Beispiel die Energie, die sich in der Natur befindet, dort, wo es wenig oder keine Abgase gibt, wo zumindest viele Bäume (Wald) wachsen. Wenn das nicht möglich ist, sollten Sie zumindest versuchen, die Räume in denen Sie leben, so zu gestalten, dass die Luft darin einigermaßen rein und lebendig ist. Ich meine damit, dass Sie für gute Belüftung und Bewegung der Luft sorgen sollten. Raucher sollten z. B. aus diesen Räumen herausgehalten werden, und wenn Sie selbst rauchen, sollten Sie zumindest den Raum, in dem Sie üben, rauchfrei halten.

Darüber hinaus gibt es eine ganze Reihe von Atemübungen, die den Energiepegel erhöhen und die Qi-Speicher auffüllen. An dieser Stelle werden zwei beschrieben, die Sie leicht zuhause ausführen können.

Nachdem Sie die vorherigen Reinigungsübungen oder zumindest die Vorbereitung dazu praktiziert haben, sind Sie in der Lage Ihren Atem bewusst wahrzunehmen und zu beeinflussen.

ATEM-ÜBUNG 1/YOGA-ATMUNG
Schwierigkeitsgrad 2

Die für diese Übungen empfohlene Grundhaltung ist die Meditationshaltung im Sitzen, so wie sie oben schon beschrieben wurde. Es wird davon abgeraten im Liegen zu üben, es sei denn, Sie befinden sich in einem gesundheitlichen Zustand, der das Sitzen unmöglich macht. In diesem Fall sollten Sie zumindest auf dem Rücken liegend eine gerollte Decke unter Ihre Kniekehlen schieben, so dass Ihr Rücken möglichst flach auf der Unterlage aufliegt. Das Kopfkissen sollte ebenfalls eher flach sein, dennoch gut stützen.

Die erste, vorbereitende Übung besteht darin, die drei verschiedenen Atem-Ebenen zuerst einzeln, dann miteinander verbunden zu aktivieren. Diese drei Ebenen sind:

- Die Bauchatmung
- Die Rippenatmung
- Die Schlüsselbeinatmung

Um die Bauchatmung zu üben, sollten Sie, nachdem Sie sich wie oben beschrieben hingesetzt haben, Ihre Hände auf die Bauchdecke legen und beim Einatmen Bauch und Kreuzbein loslassen, beim Ausatmen wieder zusammenzuziehen. Diese Bewegung ähnelt der eines Blasebalgs. Während der Einatmung senkt und spannt sich das Zwerchfell, so dass beide Lungenflügel sich optimal, auch nach unten entfalten können. Beim Ausatmen entspannt sich das Zwerchfell wieder und kehrt in seine Ursprungslage zurück. Der Fokus der Aufmerksamkeit liegt während der Übung vor allem auf den Bewegungen des Zwerchfells.

Bei der Rippenatmung liegen Ihre Handflächen seitlich am Rippenbogen und pressen diesen beim Ausatmen leicht zusammen, um dann wieder loszulassen und beim Einatmen auseinander zu gehen. Beim

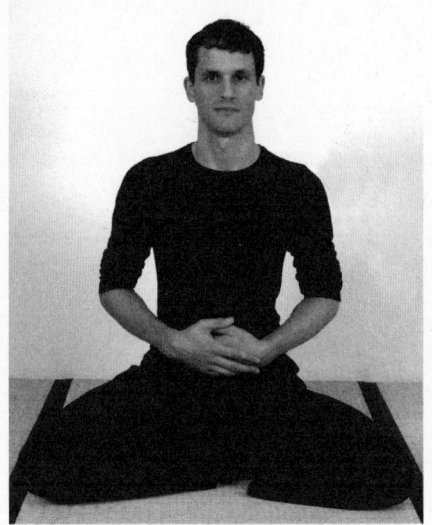

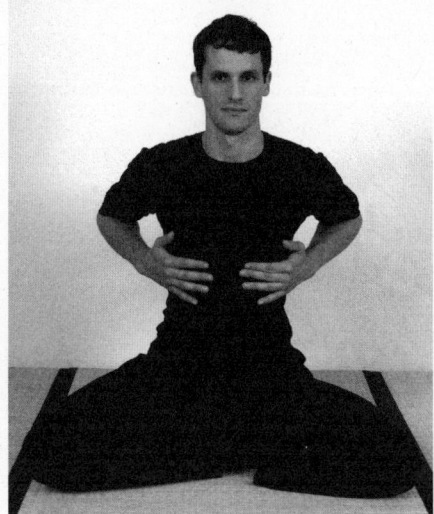

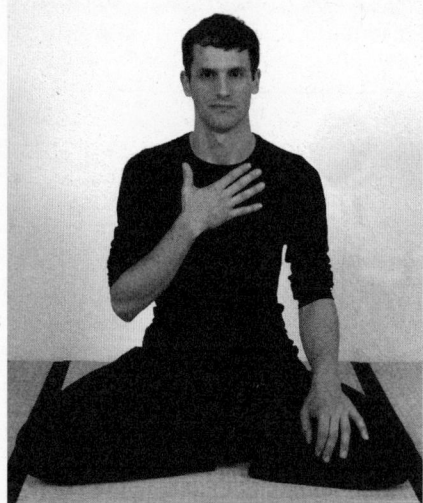

Bild links oben:
10: Bauchatmung

Bild rechts:
11: Rippenatmung

Bild links unten:
12: Schlüsselbeinatmung

Einatmen dehnt sich die Muskulatur, schwingen die Rippen nach außen und oben, das Brustbein nach oben und vorne. Beim Ausatmen entspannt sich die Interkostalmuskulatur, die Muskulatur zwischen den Rippen, so dass Rippen und Brustbein in ihre Ursprungsstellung zurückkehren. Sollen die Lungenflügel besonders gründlich geleert werden, spannt sich die Muskulatur an und presst die Restluft heraus.

Bei der Schlüsselbeinatmung legen Sie eine Hand quer über Ihr Brustbein, so dass Kontakt mit beiden Schlüsselbeinen besteht. Spüren Sie beim
Einatmen, wie sich diese leicht anheben und beim Ausatmen wieder sen-
ken. Wenn Sie wie ein Hund hecheln, spüren Sie besonders deutlich die
Bewegung der Schlüsselbeine.

In vergangenen Jahrhunderten trugen die Frauen diese furchtbar
engen Korsetts, die fest geschnürt wurden, so dass nur die Schlüsselbein-
Atmung physiologisch möglich war. Wahrscheinlich hatten sie deshalb immer Riechsalz bei sich, weil sie regelmäßig reihenweise umkippten. Diesen Teil der Übung bitte nicht zu lange ausdehnen!

Nun verbinden Sie alle Ebenen miteinander, beginnen mit der Bauch-
Einatmung, fahren mit der Rippen-Einatmung fort und schließen mit der
Schlüsselbein-Einatmung ab. Es folgt eine kurze, natürliche Pause bevor
die Ausatmung beginnt, vom Zwerchfell ausgehend, alle Ebenen quasi
gleichzeitig einschließend. Das Zwerchfell entspannt sich, unmittelbar
gefolgt von der Entspannung der Interkostalmuskulatur. Das Lungen-
gewebe schrumpft auf seine Ruhegröße zusammen.

**Achten Sie bitte darauf, während der gesamten Übung sanft, un-
verkrampft und gleichmäßig zu atmen!**

Am Anfang sollten Sie nicht zu lange am Stück üben, sondern nur
fünf bis sieben Atemzüge lang, um dann den Atem ganz natürlich zu belassen!

Mit der Zeit, und nur, wenn Sie sich dabei entspannt und gut fühlen,
können Sie die Übung ausweiten. Nach maximal 21 Wiederholungen den
natürlichen Atemrhythmus wieder einnehmen und in sich ruhend nach-
spüren!

ATEMÜBUNG 2/YOGA-ATMUNG
Schwierigkeitsgrad 3 bis 4

Die zweite Atemübung basiert auf der ersten, die Grundtechnik ist die
Gleiche mit einer kleinen, aber wichtigen Abweichung: Die Pause am Ende
der Einatmung wird verlängert. Während dieser Pause, die maximal so lang
wie die Einatmung sein sollte, stellt man sich vor, wie Prana oder Qi sich
im ganzen Körper ausbreitet.

Dies sollte mühelos gelingen, wenn nicht, sollten Sie es auf keinem
Fall erzwingen wollen!

Die Energietore öffnen

Es gibt sowohl im Yoga als auch im Qi Gong folgende Grundvorstellung oder Regel: Wo sich die Aufmerksamkeit und der Atem zusammen befinden, dort ist oder folgt auch die Energie.

In unserem Energiesystem befinden sich Zentren, die unter anderem eine Speicher-, eine Regulation-, und eine Austausch- Funktion besitzen. Sämtliche Akupunkturpunkte, aber auch Chakren und Nebenchakren sind Energietore.

Für Laien und Anfänger ist es am sichersten, sich auf das untere Dan Tien, das Hauptenergiezentrum vier Finger breit unter dem Nabel zu konzentrieren und dieses Zentrum aufzufüllen. Von dort aus wird die Energie automatisch verteilt, dorthin geleitet, wo sie gebraucht wird.

Unabhängig davon: Wenn im Qi Gong von der Öffnung der Energietore gesprochen wird, handelt es sich um die Öffnung der wichtigsten Akupunkturpunkte und Energiezentren auf den Energie-Kanälen. Wenn diese Stellen oder Kavitäten in gewisser Hinsicht verstopft sind, verursachen Sie eine Stagnierung des Qi. Die Öffnung erfolgt, im Rahmen der hier beschriebenen Übungen, durch gezielten Einsatz von Aufmerksamkeit, Atmung und Vorstellungskraft. Nachdem das untere Dan tien mit Energie aufgefüllt wurde, wird es in den Kleinen Kosmischen Kreislauf gelenkt, so dass die Meridiane „durchspült" werden.

Zuviel Qi oder ein gestauter Qi-Fluss kann die Organe schädigen. Ein zu schwacher Qi-Fluss führt zu Degenerationsprozessen. Eine rigide Konzentration auf den Qi-Fluss selbst kann zu Staus führen, die schwer zu beheben sind! Damit auf der energetischen Ebene die Selbstheilungskräfte erfolgreich angeregt werden können, müssen aber Energiestaus beseitigt werden, d. h.: Das Qi muß harmonisch zum Fließen gebracht werden.

Der Schlüssel hierzu ist:

Die Konzentration richtet sich nicht auf das Qi selbst, sondern auf die Energietore, die sich auf dem Weg des Qi befinden!

Um in diesem Sinne Qi Gong zu praktizieren, achten Sie unbedingt darauf, maßvoll und gewissenhaft zu üben!

Siehe hierzu auch die Abbildungen auf den Farbtafeln

Die Energietore zur Selbstheilung nutzen

An dieser Stelle möchte ich die Leserin, den Leser darauf hinweisen, dass Sie mit praktischer Anleitung bei einem qualifizierten Qi Gong-Lehrer oder einer Lehrerin sehr viel bewirken können, um Ihr Energiesystem zu trainieren und auszugleichen. Es gibt eine Fülle an Techniken, die darauf abzielen, Qi in optimaler Weise aufzunehmen, zu speichern und zur Selbstheilung zu nutzen. Eine Kontrolle durch einen Lehrer ist bei vielen dieser Übungen allerdings unumgänglich!

Qi Gong ist hochwirksam. Die Übungen in diesem Buch sind sorgfältig ausgesucht, damit Sie sorglos die Früchte dieser uralten Techniken genießen können. Üben Sie bitte geduldig und mit Bedacht, und hören Sie stets auf Ihren Körper und auf Ihre innere Stimme.

Die Praxis des „Kleinen Kosmischen Kreislaufs", wie sie im nächsten Kapitel erläutert wird, kann als zentrale Selbstheilungsübung übernommen werden; sie baut auf und reguliert gleichzeitig.

Es gibt eine Grundregel, die nicht oft genug wiederholt werden kann:

Wenn Sie Ihre Aufmerksamkeit auf einen bestimmten Bereich Ihres physischen Körpers, oder auf bestimmte gedankliche, oder emotionale Inhalte lenken, reichert sich dort Energie an. Wenn Ihre Aufmerksamkeit von echter Freundlichkeit und Sanftheit geprägt ist, ohne festhaltende oder anhaftende Tendenz, besteht keinerlei Gefahr, dass sich diese Energie unangenehm oder destruktiv festsetzt: Sie wird auf ganz natürliche Art und Weise nach einer Weile weiterfließen. In der Zeit aber, in der sie diese Bereiche durchflutet und anreichert, wird sie sich heilsam auswirken. Wie diese Wirkung im Einzelnen aussieht, hängt ganz von dem ab, was gerade dort gebraucht wird.

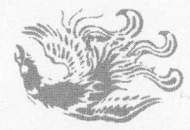

Kapitel 9
Die Selbstregulationskräfte unterstützen

„Ich nehme mir dafür Zeit, Achtsamkeit und Mitgefühl für meine eigenen Beschwerden zu entwickeln. Im Vertrauen darauf, dass Schmerzen und Krankheiten nicht mein wahres Wesen sind, sondern nur temporäre Manifestationen im Geist und im Körper, suche ich nach Wegen der Heilung, Linderung oder des bewussten Umgangs mit meiner Erkrankung oder Verletzung. Ich bin nicht diese Krankheit, aber krank zu sein ist Teil der Natur des Körperlichen oder Inkarniert-Seins. Mit Freundlichkeit und Herzenswärme beginne ich nun den eigenen Körper zu betrachten."

NACH YESHE U. REGEL

DER KLEINE KOSMISCHE KREISLAUF:
Schwierigkeitsgrad 2 bis 4

Diese sehr bekannte Qi Gong-Übung gehört zum Neigong-System, d. h. zum inneren Qi Gong. Es handelt sich hierbei mehr um eine stille Meditation, während der die Aufmerksamkeit und die Atmung auf bestimmte Energiezentren gerichtet werden. Wir haben bereits gelernt, dass unsere Achtsamkeit und unsere Atmung, wenn sie auf einem Punkt fokussiert sind, die Energie automatisch auf diesen Punkt oder diese Stelle lenken. Während der Übung des Kleinen kosmischen Kreislaufs lassen wir die Energie entlang zweier, sich an bestimmten Körperstellen verbindenden Meridiane oder Energiekanäle kreisen.

Die Illustration zeigt, wo diese Kanäle genau verlaufen, an der Körpervorder- und an der Körperrückseite, genau mittig, und wo sich die Energiezentren auf den Meridianen befinden.

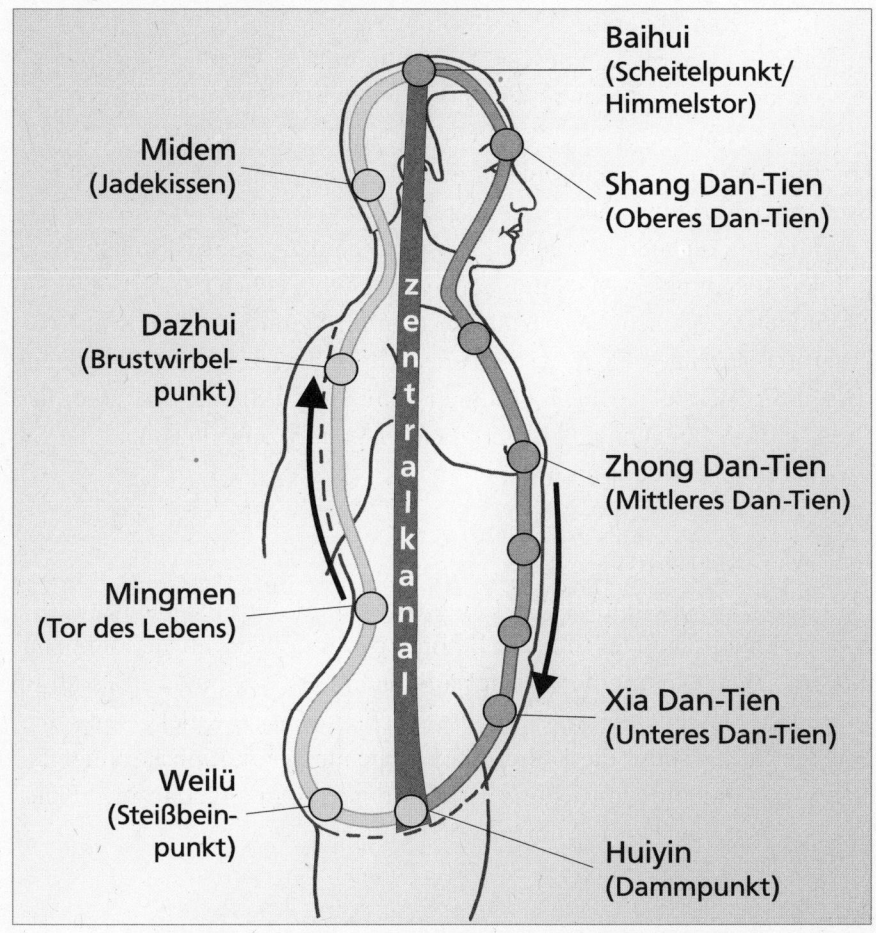

13: Illustration des Kleinen Kosmischen Kreislaufs (KK-Kreislauf)

Diese Meridiane sind jeweils das Konzeptionsgefäß an der Vorderseite und an der Rückseite das Lenkergefäß. Sie treffen sich am Dammpunkt, ein Energiezentrum zwischen den äußeren Genitalien und dem After am Beckenboden, und an der Mundöffnung im Kopfbereich. Die Richtung, die das Qi, die Vital-Energie nimmt, ist im Falle dieser hier beschriebenen Übung des Kleinen Kreislaufs vom Konzeptionsgefäß nach unten über den Dammpunkt weiter hinauf bis zum Kopfscheitelpunkt und an der Körpervorderseite wieder hinunter bis zum unteren Dan Tien, vier Fingerbreit unterhalb des Nabels.

Dort befindet sich auch der Ausgangspunkt der Übung: Sie beginnen immer am unteren Dan Tien, Schwangere sollten den Beginn und das Ende der Übung in das Herzzentrum verlagern.

Beide Zentralgefäße oder Meridiane üben eine regulierende Funktion auf alle Energiekanäle aus. Das bedeutet, dass Staus und Energieleere oder -mängel durch diese Übung zu einem großen Teil ausgeglichen werden können, vorausgesetzt Sie üben täglich. Zumindest ist die Übung kombiniert mit anderen Maßnahmen hilfreich, das Gleichgewicht im System wiederherzustellen.

Die im Folgenden vorgestellten Varianten der Übung bieten bei sorgfältiger Ausübung ein Maximum an Sicherheit bezüglich negativer Nebenwirkungen. Verlassen Sie sich auf Ihr Gefühl! Wenn Sie sich unwohl, verkrampft oder angeschlagen fühlen oder Kopfschmerzen bekommen, dann wissen Sie, dass etwas nicht stimmen kann. Wenn Sie möchten, können Sie sich die Übungen von einem Qi Gong-Lehrer zeigen lassen, oder Sie verzichten einfach auf diese Übung.

Übungsanleitung:

Sie können diese Übung sowohl im Sitzen als auch im Liegen ausführen, was sie für bettlägerige Patienten besonders wertvoll macht. Sie sollten nur auf eine Begradigung der Wirbelsäule achten, d. h. im Zweifelsfall im Liegen ein Kissen oder eine gerollte Decke unter die Kniekehlen schieben. Im Sitzen sollte die Haltung der üblichen Meditationshaltung gleichen. Das Kinn bitte in Richtung Brustkorb positionieren, um einen Knick in der Wirbelsäule zu vermeiden.

Vorbereitung:

- Richten Sie bitte Ihre Aufmerksamkeit nach innen, auf die Stelle vier Finger breit unterhalb des Nabels, und nehmen Sie diese Stelle wahr, während Sie Ihre Atmung drei Atemzüge lang in dieses Energiezentrum lenken. Es ist gleichgültig, wie sich diese Stelle anfühlt: Sie nehmen sie wahr und akzeptieren, was sich dort befindet, ohne zu kommentieren. Fokussieren Sie sich bitte nur auf die Empfindung und die Atmung an diesem speziellen Ort!
  Während der letzten Ausatmung richtet sich Ihre Aufmerksamkeit auf die nächste Stelle, auf das nächste Tor.
- Sie wandern mit Atmung und Aufmerksamkeit hinunter zum Dammpunkt, die Stelle am Beckenboden zwischen äußeren Genitalien und Anus. Verfahren Sie bitte genauso wie bei der ersten Station des Kreislaufs.

- Als Nächstes kommen: der Punkt im Bereich der Spitze des Steißes.
- Der Punkt oder die Stelle im Rücken gegenüber des Nabels.
- Die Stelle zwischen dem siebten Halswirbel und der zweiten Brustwirbel. (s. Abbild.)
  (Es handelt sich hierbei um die Rückseite des Kehlzentrums)
- Die Stelle an der Schädelbasis.
- Der Scheitelpunkt.
- Die Stelle zwischen den Augenbrauen.
- Das Herzzentrum in der Mitte des Brustbeins auf der Höhe des physischen Herzens. Während die Aufmerksamkeit dort verweilt, sollten Sie nun die Übung mit einem inneren Lächeln erweitern und verfeinern. Sie lächeln sanft und freundlich nach innen, lassen dieses Lächeln vom Herzen ausgehen und sich überallhin im ganzen Körper ausbreiten. Im weiteren Verlauf der Übung behalten Sie das innere Lächeln bei, während Sie wie üblich fortfahren!
- Und zum Schluss geht es zurück zum unteren Dan Tien.
  Sie dürfen dort länger als drei Atemzüge lang verbleiben, z.B. sieben oder einundzwanzig Atemzüge zählen.

Die Übung kann in dieser Form mehrmals wiederholt werden, z.B. drei Mal, anschließend mit nur einem Atemzug pro Station sieben bis 21 Mal. Eine weitere Form dieser Übung besteht darin, die Energie innerhalb eines Atemzugs durch beide Meridiane, Vorder- und Rückseite kreisen zu lassen.

Beim Einatmen steigt die Energie über den schon beschriebenen Weg vom unteren Dan Tien hinauf bis zum Scheitelpunkt, und beim Ausatmen steigt sie wieder hinunter bis zum unteren Dan Tien. Nach meiner persönlichen Erfahrung beinhaltet diese Variante eventuell einige Risiken, weil das Qi sich zu sehr im oberen Bereich anreichern könnte, was zu Komplikationen führen kann (Unruhe, Kopfschmerzen etc.). Dies wäre vor allem dann der Fall, wenn die Einatmung etwas länger als die Ausatmung dauert. Bei dem langsameren Kreisen besteht dieses Risiko praktisch nicht: Das Qi reichert die jeweiligen Stationen an, verbindet sie miteinander und fließt harmonisch zurück ins untere Dan Tien. Wir denken während der Übung keine einzige Sekunde an den Qi-Fluß. Wir sind uns nur der Tore gewahr, durch die das Qi unaufhörlich fließt. Während wir in die Tore atmen, reichert sich natürlich an diesen Stellen das Qi an, doch es bleibt nicht stecken, sondern fließt zur nächsten Stelle, zum nächsten Tor weiter, ohne dass wir daran zu denken brauchen. Sie können selbst ausprobieren, welche von beiden Techniken für Sie am besten ist. Hören sie aufmerksam auf die Reaktionen Ihres Körpers.

Beschreibung der Bedeutung der einzelnen Punkte, bzw. Energiezentren:

▪ Das untere Dan Tien, auch Xia Dan Tien genannt:

Dieser Punkt vier Finger breit unterhalb des Nabels bildet unser Haupt-Energiereservoir. Dort treffen sich die Energien des Himmels und der Erde, das Yin und das Yang, um sich in harmonischer Weise zu verbinden und alle anderen Phänomene hervorzubringen. Dieser Energiespeicher steht in Verbindung zu körperlichen Fähigkeiten (Regeneration, Abwehr, Sexualität, Kraft). An dieser Stelle kann es nie zuviel Qi geben. Es kommt lediglich auf die Qualität der gespeicherten Energie an. So kann z. B. eine minderwertige Ernährung diese Qualität beeinträchtigen. Von diesem Energiezentrum aus kann das Qi in jedwede beliebige Körperregion oder außerhalb des Körpers hingelenkt werden, dorthin, wo es gebraucht wird.

▪ Der Dammpunkt (Huiyin):

Huiyin ist der Ausgangspunkt des Zentralkanals, dieser Energiekanal, der vom Damm bis zum Scheitel verläuft. Er befindet sich genau zwischen den äußeren Genitalien und dem Anus am Beckenboden. Über Huiyin sind wir sehr stark mit dem Yin-Qi der Erde verbunden. Dieses erdige Qi wird über diesen Punkt in dem unteren Dan Tien gespeichert.

▪ Der Steißbeinpunkt (Weilü):

Weilü befindet sich unter der Spitze des Steißes und verbindet uns mit der Yang- oder Himmelsenergie des Lenkergefäßes. Genau zwischen Huiyin und Weilü verändert der Fluß der Vitalenergie seine Richtung: Nun fließt er den Rücken hinauf.

▪ Das Tor des Lebens (Mingmen):

Mingmen, oder „Tor des Lebens", liegt im Rücken, genau gegenüber vom Nabel, und steht in enger Verbindung mit unseren Nieren und den Nebennieren. Sein Name verrät schon die außerordentliche Wichtigkeit dieses Zentrums. Es ist die Heimat des

Jing, der Erbenergie. Diese nimmt im Laufe des Lebens immer mehr ab, und kann nurt zum Teil ersetzt werden. Dieses Zentrum bedarf also besonderer Pflege!

■ Die Rückseite des Kehlzentrums (Dazhui):

Dazhui befindet sich im Grunde genau an der Rückseite unseres Kehlzentrums, zwischen dem siebten Halswirbel und dem zweiten Brustwirbel. Seine Durchlässigkeit und Offenheit haben eine entscheidende Auswirkung auf die Qi-Zirkulation im gesamten Schulter-, Arm- und Lungenbereich.

■ Das Jadekissen (Midem):

Midem erstreckt sich auf die Stellen, wo sich beide Hinterhauptbeine am Hinterkopf befinden. Dort und in der gesamten Halswirbelsäule soll sich nach Qi Gong-Überlieferung das Altern zuerst bemerkbar machen. Die Durchlässigkeit dieses Bereichs hat demzufolge eine verjüngende Wirkung.

■ Der Scheitelpunkt, oder das Himmelstor (Baihui):

Diesen Punkt findet man, indem man eine Linie von Ohrspitze zu Ohrspitze zieht, und genau die Mitte dieser Linie am Scheitel nimmt.

Durch dieses Himmelstor wird das Yang-Qi aufgenommen und nach unten zum unteren Dan Tien geleitet, wo es sich mit dem Yin-Qi der Erde vereinigt.

■ Das Obere Dan Tien (Shang Dan Tien):

Shang Dan Tien befindet sich an der Nasenwurzel, wo traditionellerweise das dritte Auge platziert ist. Es handelt sich hier, wie beim unteren Dan Tien, um einen wichtigen Qi-Speicher, der mit geistigen Fähigkeiten in Verbindung steht (Intuition, Vision, übersinnliche Wahrnehmung u.a.).

■ Das Mittlere Dan Tien (Zhong Dan Tien):

Dieses Energiezentrum steht in enger Verbindung mit unserem Herzzentrum. Es befindet sich in der Mitte des Brustbeins, in der Höhe des Herzens. Es handelt sich ebenfalls um einen Qi-Speicher, in dem die Energie des Mitgefühls und liebevoller Zuwendung aufbewahrt wird. Dieses Qi ist frei von Sentimentalität. Es ist die Essenz des Shen, der Energie des Bewusstseins.

DER KLEINE MIKROKOSMISCHE KREISLAUF
DES UNTEREN DAN TIEN: (SMALL SMALL CIRCULATION)

Schwierigkeitsgrad: 2

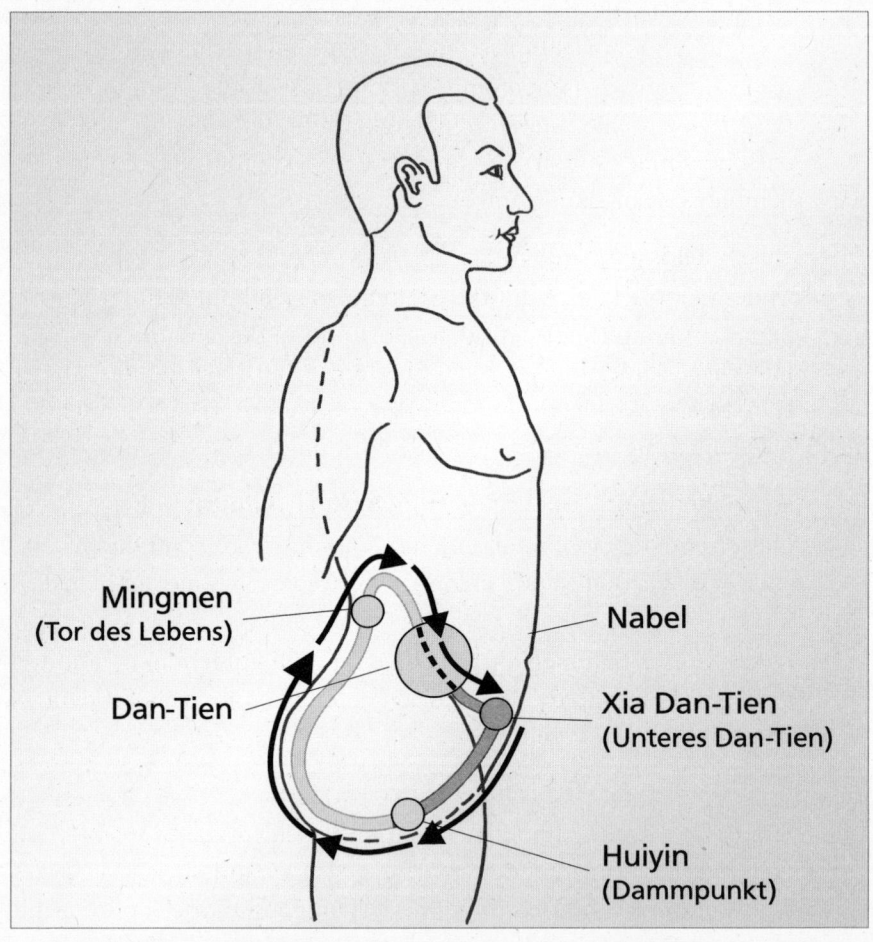

14: Illustration des „Sehr-Kleinen-Kosmischen-Kreislaufs / Mikrokosmischer Kreislauf"

Diese Variante eignet sich am besten für Anfänger. Sie ist vollkommen sicher und sehr effektiv.

Die Grundhaltung ist die gleiche wie bei der zuvor beschriebenen Übung und wie bei der Meditation.

■ Sie richten Ihre Aufmerksamkeit zuerst auf das untere Dan Tien, atmen ein, und beim Ausatmen wandert Ihre Aufmerksamkeit zum Huiyin-Punkt (Dammbereich).

- Dort atmen Sie wieder ein, und bei der nächsten Ausatmung wandern Sie den Rücken aufwärts zum Tor des Lebens, Mingmen.
- Wieder einatmen, und durch den Bauch nach vorne ausatmen ins untere Dan Tien: Der Kreislauf ist abgeschlossen.
- Sie atmen ins untere Dan Tien ein und wiederholen die ganze Prozedur. Diese Übung können Sie bis zu 20 Minuten lang oder länger praktizieren, oder Sie beschränken sich auf wenige Wiederholungen (z. B. sieben), und fahren mit der oben beschriebenen Kleiner-Kosmischer-Kreislauf-Übung fort.

Selbstmassage

Die Selbstmassage ist fester Bestandteil der Selbstheilungsysteme aller Kulturkreise. In meinen Seminaren üben wir immer gemeinsam Qi Gong oder Shiatsu-Massage sowie Do In, eine japanische Abwandlung. Wenn Sie sich zuhause selbst massieren möchten, würde ich Ihnen empfehlen, sich ganz von Ihrem Gefühl leiten zu lassen und nicht mit dem Buch vor Augen zaghaft nach Anleitung vorzugehen.

Eine systematische Vorgehensweise kann aber nicht schaden! Sie beginnen am besten mit dem Kopf und arbeiten sich durch den ganzen Körper hindurch. Streichen, reiben, sanft abklopfen, kneifen, pressen, halten: Alles ist erlaubt, solange es sich gut anfühlt. Richten Sie dabei Ihre ganze Aufmerksamkeit nach innen, und spüren Sie nach, welche Art von Berührung sich Ihr Körper wünscht!

Die Reise durch den Körper

Die Reise durch den Körper oder Body Scan ist derzeit eine sehr populäre und wirkungsvolle Selbstheilungsmethode, die von Dr. Jon Kabat Zinn und seinem Partner, Dr. Saki Santorelli, zwei amerikanischen Ärzten, auf der Basis buddhistischer Meditation entwickelt und gründlich wissenschaftlich untersucht wurde.

Die Grundlage des Body Scans besteht aus Selbstakzeptanz, Achtsamkeit, Entspannung und Atmung. Die Übung wird in diesem Buch nur angerissen, Hinweise zu weiterer Literatur finden sich im Literaturverzeichnis.

Der Patient liegt flach auf einer bequemen Unterlage und richtet seine Aufmerksamkeit nach innen. Er beginnt den gesamten Körper zu untersuchen, durchzuscannen, wobei er die verschiedenen Körperstrukturen und Bereiche einfach nur wahrnimmt, so wie sie sind, ohne zu kommentieren, was sie/er dort vorfindet. Er beatmet seinen Körper und wandert tief entspannt und doch äußerst achtsam und freundlich durch alle Teile seiner Anatomie, von den Füßen bis zum Kopf. Dort angekommen, stellt er sich eine Säule in der Mitte seines Rumpfes vor, durch die er atmet, so dass der Atem aus dem Scheitelzentrum nach außen strömt, wie bei einem Walfisch.

Die Übung dauert ca. 45 Minuten und soll im Falle chronischer Erkrankungen jeden Tag durchexerziert werden.

Wenn Sie sich von dieser Übung angesprochen fühlen, sollten Sie die Bücher von Dr. med. Kabat Zinn lesen (s. Literaturverzeichnis), bzw. einen Kurs mit praktischer Anleitung besuchen.

Diese Methode ist sehr gut dokumentiert und wird seit vielen Jahren bei chronischen Erkrankungen mit sehr positiven Ergebnissen durchgeführt. Sie ist besonders empfehlenswert für Menschen, die sehr motiviert sind und diszipliniert üben können.

Es gibt in Deutschland von zertifizierten MBSR – **M**indfulness **B**ased **S**tress **R**eduction – (auf Deutsch: Stressbewältigung durch die Praxis der Achtsamkeit)Therapeuten Seminarangebote, z. B. in Heidelberg oder Bonn, um das Erlernen des Body Scans zu erleichtern. Die entsprechenden Informationen finden Sie im Internet.

Kapitel 10
Den Heilungsprozess vervollkommnen

Die Kunst der Visualisierung

Visualisieren gelingt nicht jedem im gleichen Maße. Es ist nicht nur eine Frage der Übung, sondern scheinbar auch eine Frage der Veranlagung. Wenn wir tagträumen und dabei Bilder auf unserem inneren Bildschirm sehen, ist die rechte Gehirnhälfte besonders aktiv. Jeder Mensch träumt im Schlaf, aber nicht jeder Mensch tut es im halbwachen Zustand. Manche Leute sind sehr kontrolliert und sehr rational: Sie benutzen vor allem ihre linke Gehirnhälfte, und diese beschäftigt sich eher mit Gedanken und nicht mit Vorstellungen.

Gleichzeitig stellt sich auch die Frage, ob wir vorwiegend über die Augen, oder über andere Sinne unsere Umwelt wahrnehmen. Vielleicht sind Hören, Tasten, oder auch Riechen für uns wichtiger. Wenn das Gehör, der Geruch-, oder der Tastsinn im Vordergrund stehen, werden wir beim Imaginieren entsprechende Sinneswahrnehmungen erfahren und eventuell weniger Bilder sehen. Ein anderer, energetischer Grund für Probleme beim Visualisieren könnte mit dem oberen Dan Tien (Sie erinnnern sich: Shang Dan-Tien) zu tun haben.

Wenn dieses Energie-Zentrum in irgendeiner Form blockiert ist, kann es schwer sein, innere Bilder zu sehen. Mit Geduld und ohne Zwang kann man diese Blockierungen auflösen. Dafür eignet sich der Kleine Kosmische Kreislauf besonders gut!

In der Zwischenzeit denkt man sich die Bilder, die gesehen werden sollten, oder versucht mit anderen sinnlichen Wahrnehmungen zu überbrücken. Am Wichtigsten ist es, jeglichen Leistungsdruck zu vermeiden!

GANZKÖRPERATMUNG, ZELLENATMUNG

Die folgende Übung ist einer buddhistischen Heilmeditation entlehnt. Diese Heilmeditation verbindet eine Achtsamkeitsübung mit einer Imaginationsreise, womit sie meiner Meinung nach eine ideale Brücke zwischen der meditativen Achtsamkeitspraxis und der Heilhypnose bildet.

Legen Sie sich bitte bequem hin, und achten Sie darauf, dass Ihnen warm ist, und dass etwa dreißig bis vierzig Minuten lang keine Störungen die Übung beeinträchtigen. Legen Sie eventuell eine zusammengerollte Decke unter Ihre Kniekehlen, und sorgen Sie dafür, dass Ihr Kopf nicht zu hoch gelagert wird. Es ist immer vorteilhaft, wenn die Wirbelsäule entspannt, aber ohne größeren Knick auf der Unterlage liegt.

Atmen Sie zuerst bewusst sieben Mal ein und aus, und nutzen Sie die Zeit, um etwas tiefer zu entspannen und um zu sich selbst zu kommen. Lassen Sie nun ihren Atem ganz natürlich kommen und gehen, und richten Sie Ihre volle Aufmerksamkeit auf das Innere Ihres Körpers. Nehmen Sie den gesamten Körper wahr, so wie er da liegt, und insbesondere die Bereiche des Körpers, die Unterstützung erfahren, die sich in Kontakt mit der Unterlage befinden. Sie können mit den Füßen beginnen und systematisch durch den ganzen Körper wandern. Ähnlich wie beim Body Scan sind Sie sich aller Empfindungen gewahr, ohne sie zu beurteilen oder zu bewerten. Wenn Sie den ganzen Körper auf diese Weise mit ihrem Bewusstsein durchleuchtet haben, konzentrieren Sie sich nun wieder auf Ihre Atmung. Sie nehmen jetzt wahr, wie die Luft in die Lungen einströmt und wieder hinausströmt; dann, wie einzelne Zellen des Körpers, und nach und nach, wie sämtliche Zellen atmen und pulsieren. Konzentrieren Sie sich auch besonders auf die Bereiche, die z. B. Schmerzen produzieren. Nehmen Sie sich Zeit, genau diese Problemstellen zu beatmen, und gleichzeitig sanft nach innen zu lächeln. Verbinden Sie das innere Lächeln mit der Atmung und mit der Vorstellung, Sie sorgen für diese Körperstellen, die erkrankt sind, und lassen ihnen genau das zukommen, was sie brauchen, und entsorgen das, was ausgeschieden werden muss. Wenn es für Sie hilfreich ist, stellen Sie sich vor, wie aus einer Quelle der Heilung über Ihrem Scheitel reiner Nektar in den Körper fließt, sämtliche Schlacke herausspült und die Zellen mit heilender Nahrung versorgt. Erweitern Sie nun bitte die Wahrnehmung der Atmung auf Ihren gesamten Körper, insbesondere auf die Haut, und spüren Sie, wie die Atmung Sie mit der Außenwelt, mit dem Universum verbindet. Verbleiben Sie so lange in diesem Zustand, wie es für Sie angenehm ist, dann fokussieren Sie Ihre Aufmerksamkeit wieder auf das Innere des Körpers und auf die Lungenatmung. Beenden Sie die Übung mit sieben bewusst ausgeführten Atemzügen, und kehren Sie mit Ihrer Aufmerksamkeit in den Raum zurück, in dem Sie sich befinden. Bleiben Sie noch etwas liegen, strecken Sie sich, rollen Sie sich auf die Seite und richten Sie sich langsam auf.

Es ist nicht notwendig während der ganzen Übung angestrengt zu atmen. Die Beatmung des gesamten Körpers beispielsweise erfolgt an erster Stelle in der Vorstellung. Die verbesserte Atmung auf der Zell-, Lungen- oder Hautebene ist eine natürliche Folge, die von allein kommt.

Wenn es Ihnen während oder nach der Übung schwindelig werden sollte, haben Sie hyperventiliert, d. h. zu heftig geatmet. Eine sanfte, zum Teil vertiefte Bauchatmung wirkt sich dagegen vorteilhaft aus! Sie können während der Übung auch leise Entspannungsmusik auflegen.

EINE HEILMEDITATION GEGEN ANGSTZUSTÄNDE

Die Haltung ist die gleiche wie bei der letzten Übung, bzw. die Meditationshaltung wie sie schon weiter oben beschrieben wurde.

Schließen Sie bitte die Augen, und atmen Sie drei bis fünf Mal tief ein und aus, um zur Ruhe zu kommen. Richten Sie nun Ihre Aufmerksamkeit auf das untere Dan Tien, die Stelle vier Finger breit unterhalb Ihres Nabels. Sie dürfen gerne Ihre Hände übereinander auf die Stelle legen, so wie es für Sie bequem ist.

Sobald sich ein Gefühl von Wärme dort bemerkbar macht, stellen Sie sich bitte zuerst einen Punkt goldenen Lichtes vor, genau dort, wo sich das Dan Tien befindet. Bei jeder Ausatmung scheint der Punkt etwas zuzunehmen, und etwas heller zu strahlen. Fahren Sie fort, bis der goldene Lichtpunkt zu einem Lichtball, und schließlich zu einer warmen, sanft glühenden Sonne geworden ist. Dieses angenehme, goldene warme Licht strahlt nun im ganzen Bauchraum. Nehmen Sie aufmerksam wahr, welche Gefühle dabei entstehen! Verbleiben Sie nun, solange es sich für Sie gut anfühlt, in diesem Zustand.

Sie können die Wirkung dieser Übung verstärken, indem Sie bei jeder Einatmung den Beckenboden loslassen, und bei jeder Ausatmung wieder leicht hochziehen. Die Muskulatur des Beckenbodens ist zwischen den äußeren Genitalien und dem After spürbar.

Des weiteren sammelt sich bei dieser Übung Qi in Ihrem wichtigsten Energiereservoir!

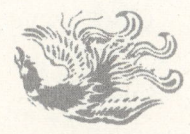

Kapitel 11
Das Land der unbegrenzten Möglichkeiten: Trance und Selbsthypnose

Welcher Unterschied besteht zwischen buddhistischen Heil-Meditationen und Trance oder Selbsthypnose?

Es scheint nicht üblich zu sein, buddhistische Heilmethoden und Trance, bzw. Selbsthypnose miteinander verbinden zu wollen, um die Selbstheilungskräfte zu aktivieren. Dabei basieren beide Methoden auf ähnlichen Grundsätzen. Sowohl buddhistische Heil-Meditationen als auch Trance-therapeutische Übungen nutzen das Potenzial unseres Geistes zu Selbstheilungszwecken und beruhen auf einer inneren Haltung der Selbstliebe und Selbstannahme. Die Unterschiede zwischen beiden Systemen liegen eher in den verschiedenen Ebenen des Geistes, die jeweils angesprochen und aktiviert werden.

Heilhypnose und das buddhistische Modell des menschlichen Bewusstseins

Nach buddhistischer Auffassung befindet sich unser Alltagsbewusstsein in einer Art Dauertrance, in einem mehr oder weniger oberflächlichen, unbewussten Hypnosezustand. Deshalb wird das Leben in buddhistischen Schriften als traumähnlich bezeichnet. Wir sind von allem hypnotisiert, wonach wir trachten, was wir begehren bzw. von dem, was wir vermeiden wollen, befürchten oder ablehnen, und zwar in dem Sinne, dass unsere Gedanken, unsere Vorstellungen, unsere ganze Aufmerksamkeit darauf gerichtet sind. Je mehr wir in unseren gewohnheitsmäßigen Reaktionen verstrickt sind, umso tiefer wird unser hypnotischer Halbschlaf, und umso weniger sind wir in der Lage, die Situation zu überblicken und richtige Entscheidungen zu treffen: Wir sind die Gefangenen dieses Bewusstseinszustands und seiner Schöpfungen.

Therapeutische Trance und die grundsätzlich heilen Anteile des Bewusstseins

Üblicherweise wird therapeutische Trance als ein geistiger Prozess dargestellt, bei dem Umprogrammierungen und Neuorientierungen zu Heilzwecken stattfinden und Lösungen von Konflikten gefunden werden können. Dieser Prozess beinhaltet die Kommunikation zwischen Unterbewusstsein und Tagesbewusstsein und bezieht die Ebene unseres Geistes mit ein, die Carl Gustav Jung das „Kollektive Unbewusste" nannte, eine Art magische Fundgrube, die sich alle Menschen gleichermaßen teilen. Es verweist auf die gemeinsame Struktur des menschlichen Geistes, denn in allen Kulturen bringen die Menschen ähnliche archetypische Phänomene hervor.

Während der Heilhypnose wird die unspezifische Trance des Alltags in eine konstruktive Trance umgewandelt. Diese Trance kann sowohl von einer tiefen Entspannung und Leere des Geistes begleitet sein als auch von intensiven, gefühlsbetonten und bedeutungsvollen Wahrnehmungen. Die Heilhypnose findet zu Heilzwecken in einem bestimmten inhaltlichen Rahmen statt.

Während wir in der Heilhypnose den unbewussten Zustand konstruktiv nutzen, wecken wir in der Meditation durch Klärung der Wahrnehmungs- und Reaktionsfilter unseren Geist auf. Darin liegt der Hauptunterschied zwischen beiden Ebenen oder Methoden.

Der heilende Effekt der therapeutischen Trance entsteht durch die bewusste Absicht, die wir in diesem Zustand verfolgen. Wir greifen bewusst ein und nutzen gleichzeitig das kreative Potential des Unbewussten. Wir lassen Wachbewusstsein und Unterbewusstsein miteinander kommunizieren und verhandeln. Wir vereinen Bereiche, die sonst ein gespaltenes Dasein führen.

Bei allen Heilungsvorgängen ist Integration das Schlüsselwort.

In manchen Fällen ist es für den Patienten effektiver, Achtsamkeitsübungen und meditative Techniken anzuwenden, in anders gelagerten Fällen wird die Hypnotherapie effektiver sein und schneller zum Erfolg führen. Es spricht aber nichts dagegen, beide Methoden nach Bedarf parallel zueinander zu praktizieren.

Im letzten Kapitel des zweiten Teils finden Sie eine Art Gebrauchsanleitung und Entscheidungskriterien, die Ihnen die richtige Wahl erleichtern.

Ergänzende Beschreibung einer Heil-Trance:

Heil-Trance ist ein angeborener Bewusstseinszustand, in dem Tagesbewusstsein und Unterbewusstsein in der Lage sind, miteinander zu kommunizieren, so dass unbewusste Inhalte bewusst und sämtliche Ressourcen, die sich im Bereich des Unbewussten befinden, zugänglich gemacht werden können.

Es handelt sich hierbei um einen sehr spezifischen Zustand der Gehirnaktivität, einer tiefen Entspannung ähnlich, doch mit einigen Eigenarten, die im Folgenden näher beschrieben werden.

Während einer Trance sinkt die Blutserumkonzentration der Hormone Adrenalin und Cortisol deutlich, anders ausgedrückt: Stress wird erfolgreich abgebaut.

In der gleichen Zeit nimmt die Gehirnaktivität im Bereich der Sehrinde stark zu. Besonders plastische Bilder und Vorstellungen tauchen auf der „inneren Leinwand" auf. Die Wahrnehmung von innen und außen verschmilzt, die Begrenzungsempfindungen des Körpers schwinden. Die ganze Aufmerksamkeit ist auf innere Vorgänge gerichtet, die Entstehung von diskursiven Gedanken stark gedrosselt.

Das limbische System arbeitet auf Hochtouren, Emotionen und Gefühle sind besonders gut zugänglich und auch leicht mit der Vorstellungswelt zu verknüpfen.

Die Hypophyse produziert währenddessen eine Menge Endorphine, körpereigene Opiate, die Glücksgefühle entstehen lassen.

Körper und Geist sind zwar tief entspannt, aber es besteht gleichzeitig eine hohe Konzentration auf innere Vorgänge, die das Versinken in den Schlaf oder in die Bewusstlosigkeit verhindert.

Eine Trance von mindestens 15 Minuten Länge kann schon eine regulierende Wirkung auf das Immunsystem haben.

Die einzige wirkliche Kontraindikation für Trance ist das Vorhandensein einer Psychose oder einer Borderline-Störung beim Patienten. In diesen Fällen hat sich die stille Meditation Shamata als hilfreicher gezeigt, wenn sie angemessen, d. h. nicht zu lange am Stück praktiziert wird. Dies bedeutet nicht, dass Psychose-Patienten niemals in den Genuss von Heilhypnose kommen dürfen, nur, dass sie in jedem Fall mit der ausdrücklichen Zustimmung eines behandelnden Facharztes während einer entsprechenden psychiatrischen Behandlung in Trance gehen sollten, nicht allein oder mit laienhafter Hilfe!

Wie wirkt Heilhypnose?

Wie oben beschrieben, entstehen während der Heilhypnose oder Trance im Körper bestimmte biochemische und emotional-geistige Prozesse ganz spezifischer Art. Die Produktion von Substanzen, von Neurotransmittern die heilungsfördernd sind, wird stimuliert, während die Produktion von Heilungsvorgänge blockierenden Substanzen eher gebremst wird. Der Zugang zu problematischen Empfindungen wird erleichtert, so dass mit – und in manchen Fällen ohne – Fachbegleitung lange existierende innere Konflikte gelöst werden können. Der Zugang zu reichhaltigen inneren Ressourcen kann geschaffen werde: Diese Ressourcen können tatsächlich praktisch genutzt und in den Alltag der Person integriert werden. Die Auswirkungen sind gleichfalls vielfältiger Natur: Der Nutzer der Trance erfährt seinen ganzen inneren Reichtum als Verstärker seines Selbstvertrauens und Selbstwertgefühls, und, in der Tat, er erfährt auf pragmatische Weise, wie innere Ressourcen und Instanzen zur Problemlösung beitragen, scheinbar fest eingefahrene Situationen transformiert und wie Selbstheilungskräfte auf der biologischen Ebene angeregt werden. Dies erzeugt wiederum ein Gefühl von Kompetenz, und dieses Gefühl von Kompetenz allein genommen ist schon ein wichtiger Verstärker unserer Selbstheilungsfähigkeit!

Hypnose ist übrigens immer Selbsthypnose! Nicht der Hypnotherapeut kreiert den Hypnosezustand, sondern stets der Hypnosand, der Mensch, der in Trance geht.

Heilende „Märchenstunde"

Hier finden Sie eine praktische Anleitung zur Selbsthypnose sowie drei Trance-Reisen, die Sie individuell auf bestimmte Problemlösungen abstimmen können.

Anleitung zur Selbsthypnose

Der Beginn einer Trance-Reise ähnelt dem einer stillen Meditation, weil in beiden Fällen ein Entspannungszustand angestrebt wird.

Die Haltung ist allerdings nicht ganz so streng: Sie dürfen sogar dabei liegen, solange Sie nicht einschlafen. Jede gemütliche Unterlage, z.B. auch ein Sessel, eignet sich dazu, in den Hypnose-Zustand zu gehen.

Sorgen Sie dafür, dass Sie währenddessen nicht gestört werden. Die Dauer der Trance können Sie im voraus bestimmen. Des Weiteren haben Sie die Auswahl zwischen drei Grundmustern, mit unterschiedlicher Dauer und Inhalt. Diese drei Übungen sind aber nur Vorschläge: Wenn Sie einmal begriffen haben, wie Sie in Trance gehen können und welche Ziele sich in diesem Zustand am Besten bearbeiten lassen, sollten Sie sich ruhig trauen, selbst kreativ zu sei: Entwickeln Sie Ihre eigenen Trance-Reisen!

INDUKTIONSTECHNIKEN

Sie sitzen oder liegen gemütlich, und beginnen die Reise, indem Sie Ihre Aufmerksamkeit nach innen lenken. Sie atmen drei- bis fünfmal tief ein und aus, entspannen bei jeder Ausatmung den Körper mehr und mehr, lassen alle Sorgen, Gedanken los, und schließen die Augen.

1. Methode:

Sie nehmen anschließend Ihren Körper wahr und benutzen die Atmung weiterhin, um tiefer in einen gelösten, entspannten Zustand zu sinken. Sobald Sie das Gefühl haben, schwerer, oder aber viel leichter, geworden zu sein, und der Gedankenfluss nach und nach ruhiger wird, sind Sie für die nächste Stufe bereit.

2. Methode:

Sie fixieren zuerst einen Punkt oder Gegenstand vor Ihnen, am besten etwas Glänzendes oder Leuchtendes. Wenn die Augen müde werden und anfangen zu blinzeln oder zu brennen, erlauben Sie ihnen, sich zu schließen. Weiter wie oben bei der Beschreibung der ersten Methode.

3. Methode:

Sie benutzen eine meditative, ruhige Musik, z. B. Klangschalen, um in einen tieferen Entspannungszustand hereinzukommen. Weiter wie oben, bei der ersten Methode.

Stellen Sie sich nun einen schönen Fahrstuhl, oder eine ansprechende Treppe vor. Manche Menschen bevorzugen Ersteres, andere die Treppe: Das ist auch ganz individuell. Fahrstuhl oder Treppe führen über fünf Ebenen nach unten. Nachdem Sie eingestiegen, oder oben auf der ersten Stufe getreten sind, fangen Sie an zu zählen: „5... nach jeder weiteren Stufe, Ebene, spüre ich in meinem Körper, wie Spannung oder Unwohlsein schwinden". „4..., 3..., 2..., 1..., am Ende der Treppe oder auf der letzten Ebene des Fahrstuhls habe ich alles, was mich von meinem Ziel ablenkt, hinter mir gelassen." Nehmen Sie sich ruhig Zeit, um die Stufen oder Ebenen zu wechseln, allerdings warten Sie bitte nicht zu lange dazwischen: Finden Sie Ihren eigenen Rhythmus!

„Ich befinde mich jetzt dort, wo die Reise beginnt, und nehme mit allen Sinnen, was mich umgibt, wahr...".

Erste Trance-Reise:
Der Ort der Geborgenheit und Sicherheit

Die folgenden Suggestionen sind absichtlich allgemein gehalten, damit Sie ganz individuell „einsteigen" können und Ihre ganz eigenen Bilder und Wahrnehmungen entwickeln.

Bitten Sie Ihr Unbewusstes diesen Ort, an dem Sie sich nun befinden, mit allem auszustatten, was Ihnen ein starkes Gefühl von Sicherheit, Schutz und Geborgenheit gibt. Der Ort kann ein Zimmer sein, ein Gebäude, eine Landschaft, ein Garten. Alles ist möglich. Nehmen Sie diesen Platz mit allen Sinnen wahr, und nehmen Sie sich die Zeit, alles sehr genau zu begutachten.

Wenn Sie in Ihrer Erinnerung einen solchen Platz schon gespeichert haben, mag es sein, dass dieser jetzt wieder auftaucht. Dennoch handelt es sich hier um einen inneren Ort, einen Kraftplatz in Ihnen selbst, und nicht nur um etwas in der Vergangenheit oder in der äußeren Welt Existierendes.

Nachdem Sie sich einen besonders bequemen Platz zum Sitzen oder Liegen ausgesucht haben, spüren Sie in sich nach, wie sich das Gefühl von Sicherheit und von Geborgenheit genau anfühlt. Versuchen Sie, diese Empfindung im Körper genau zu lokalisieren und lassen Sie eine Farbe entstehen, die mit der Empfindung identisch ist. Vielleicht ist es eine Farbe, die schon im Raum, an diesem Ort besonders stark präsent ist. Wenn es Ihnen angenehm ist, können Sie diese Farbe in irgendeiner Form zusätzlich von außen in sich aufnehmen, darin baden, sich damit umhüllen, was auch immer gut und hilfreich ist. Verweilen Sie solange in diesem Zustand, bis Sie das Gefühl haben, genug davon zu haben. Währenddessen können Sie eine bestimmte Handhaltung annehmen, z.B. zwei Finger einer oder beider Hände zusammenlegen. Die Art und Weise, wie Sie das tun, ist nicht wichtig, doch wenn Sie nach der Trance die Empfindung von Sicherheit und Geborgenheit abrufen möchten, sollten Sie bei der gleichen Haltung bleiben!

Als Alternative zur Farbe könnten Sie einen besonders schönen Klang oder eine taktile Empfindung, wie z. B. eine kuschelige Decke wählen. Verfahren Sie anschließend so wie oben beschrieben, um das Gefühl zu verankern!

Anschließend verabschieden Sie sich von diesem Ort in dem Wissen, dass Sie die Möglichkeit haben, jederzeit zurückzukehren. Bedanken Sie sich bei Ihrem Unbewussten für die Unterstützung, und kehren Sie zurück zur Treppe oder zum Fahrstuhl.

Zweite Trance-Reise: Begegnung mit dem inneren Heiler

Sobald Sie sich am Fuße der Treppe befinden, oder aus dem Fahrstuhl heraustreten, nehmen Sie die Umgebung mit allen Sinnen wahr, eine Landschaft, die ganz individuell aussehen mag. Sie hören, was es zu hören gibt, riechen, spüren auf der Haut, sehen...

Dann bitten Sie Ihr Unbewusstes, Sie auf direktem Weg zu Ihrem inneren Heiler / Ihrer inneren Heilerin zu führen.

Ein Weg oder Pfad taucht auf, den Sie in Ihrem eigenen Rhythmus gehen. Halten Sie bitte sehr genau Ausschau nach allem, was irgendwie Ihre Aufmerksamkeit auf sich zieht. Der oder die innere Heiler/-in kann verschiedene Formen annehmen.

Sobald er oder sie aufgetaucht ist, begrüßen Sie die Instanz und fragen noch einmal zur Sicherheit, ob es sich wirklich um die Heilerinstanz handelt. Sobald dies geklärt ist, können Sie sie fragen, ob sie bereit ist, Ihnen zu helfen. Die Antwort kann selbstverständlich auch negativ ausfallen. Wenn dies der Fall sein sollte, fragen Sie sie, aus welchen Gründen sie nicht helfen kann oder will. Vielleicht blockiert etwas ihre Fähigkeiten, und Sie erhalten Informationen darüber, was es ist, und wie Sie eventuell diese Blockierung beheben können.

Falls die Heilerinstanz sofort bereit sein sollte zu helfen, können Sie sie fragen, was zu tun ist. Die Kur kann während der Trance stattfinden, z. B. in Form eines ausgedehnten Bades in einer Heilquelle, oder durch die Einnahme bestimmter Substanzen oder Ähnliches. Seien Sie offen für alles, was kommt. Vielleicht bekommen Sie auch wichtige Hinweise, wie

Sie sich in Ihrem Alltag verhalten sollten. Und am Ende dieses Gesprächs gibt Ihnen die Heilerinstanz sogar etwas mit, ein Geschenk, das Sie mitnehmen dürfen.

Wie bei der vorhergehenden Trance-Übung bedanken Sie sich sowohl bei der Heilerinstanz als auch bei Ihrem Unbewussten, und verabschieden sich bevor Sie zur Treppe oder zum Fahrstuhl zurückkehren.

Achtung!

Bei schweren Erkrankungen, wie z. B. Krebs oder Autoimmun-Erkrankungen kann es passieren, dass gar kein(e) innere(r) HeilerIn auftaucht, oder dass die Instanz besonders garstig, bzw. eingeschüchtert, etc. erscheint. In diesem Falle ist es vielleicht besser zu einem erfahrenen Hypnotherapeuten zu gehen, und um Unterstützung zu bieten, damit die Blockierung behoben werden kann. Wenn Sie dennoch ohne Begleitung mit einer, einem widerspenstigen HeilerIn kommunizieren möchten, sollten Sie sich in jedem Fall nach dem primären Bedürfnis dieser Instanz erkundigen: Was fehlt ihr? Was benötigt sie, um besser arbeiten zu können? Warum reagiert sie so mürrisch, desinteressiert, usw.?

Dritte Trance-Reise:
Positive Motivation und Zukunftsvision

Diese Trance eignet sich besonders gut für Menschen, die ihre Zukunftsperspektive aus den Augen verloren haben. Damit sie auch wirklich funktioniert, sollten Sie sich etwas Vorbereitungszeit nehmen. Machen Sie sich auf die Suche nach vergangenen Momenten der Begeisterung, nach Dingen, die Sie mit Freude gemacht, erlebt haben. Alles, was Ihnen ein Gefühl von Kraft und von Optimismus gibt oder gab, und sei es noch so weit weg, noch so lange zurückliegend: Holen Sie es in Ihr Bewusstsein zurück!

Dann erst gehen Sie in Trance wie oben beschrieben. Sie befinden sich am Anfang an Ihrem Ort der Geborgenheit und Sicherheit. Verweilen Sie einen Moment dort, und je nachdem, wie der Ort beschaffen ist, machen Sie sich auf die Suche nach einem Fenster, wenn Sie sich in einem geschlossenen Raum befinden, oder eine niedrige Mauer im Garten, einen Graben oder einer Dornenhecke in der freien Landschaft: Irgendeine Abgrenzung, die einen freien Blick auf die andere Seite erlaubt.

■ **Erste Variante:**

Schauen Sie sich sehr genau an, was sich auf dieser anderen Seite befindet. Ist es eher grau und nicht besonders attraktiv, schauen Sie sich nun auf dem Boden um, dort wo Sie stehen. Sie werden eine Kristallkugel entdecken, so wie sie Wahrsager besitzen. Nur dass diese Kugel eine besondere Art von magischer Fähigkeit hat: Sie kann Ihnen zeigen, was in Ihnen steckt, welche positive Eigenschaften und welches Potenzial verwirklicht werden können (z. B. Ausdauer, Kreativität, Mut, soziale Kompetenz). Oder sie zeigt Ihnen, was Sie daran hindert, diese Fähigkeiten einzusetzen und Ihr Potenzial zu verwirklichen.

Sie heben die Kugel auf, spüren das Gewicht und die kühle Temperatur des Kristalls und stellen sie irgendwohin, an einen Platz, von dem aus alles in der Kugel gut beobachtet werden kann. Zuerst sehen Sie nur Nebelschleier. Dann klärt sich die Sicht auf, und Sie sehen das, was aus Ihnen werden könnte, wenn Sie sich auf diese Eigenschaften einlassen würden. Sie sehen es sehr klar und deutlich, und fühlen das sogar körperlich. Sie haben auch die Möglichkeit, in die Bilder einzusteigen, und diese mit allen Sinnen wahrzunehmen.

■ **Zweite Variante:**

Wenn die Landschaft auf der anderen Seite eher neutral oder gar schön sein sollte, begeben Sie sich dorthin, überbrücken den Graben, die Mauer, die Begrenzung, und schauen sich gründlich um. Nehmen Sie mit allen Sinnen wahr, was sich dort befindet. Lassen Sie sich überraschen, welche Schätze, Abenteuer oder einfach, welche Inspiration auf Sie zukommen!

Beenden Sie die Trance auf die gleiche Art wie oben, indem Sie zurück zur Treppe oder zurück zum Fahrstuhl gehen, nachdem Sie sich bedankt haben.

Aufhebung der Trance:

Nachdem Sie in den Fahrstuhl wieder eingestiegen, oder die erste Stufe nach oben gegangen sind, stellen Sie sich vor, dass Sie sich nach jeder weiteren Stufe, bzw. Ebene, immer leichter fühlen, erfrischt und erholt, immer wacher, ganz wach und im Raum, in dem Sie sitzen oder liegen wieder ankommen.

Strecken Sie sich, bewegen Sie Hände und Füße!

Lassen Sie sich bitte noch etwas Zeit, bevor Sie zu anderen Aktivitäten übergehen.

**Sie haben die Möglichkeit diese Trance-Reisen mehr oder weni-
ger auswendig zu lernen, oder Sie nehmen die Anleitung auf
Tonträger auf und spielen sie während Ihrer Trance ab.**

**Wenn Sie während der Trance mit sehr unangenehmen Erfahrun-
gen konfrontiert sein sollten, können Sie die Trance frühzeitig beenden, die Augen öffnen und tief atmen. Lenken Sie sich mit
irgendetwas ab, und kehren Sie mit Ihren Gedanken erst dann
bewusst zur Erfahrung zurück, wenn Sie sich wieder beruhigt
haben!**

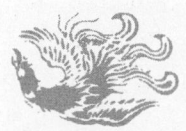

Kapitel 12
Welche Methode
ist die richtige?

Sie haben nun einige Methoden kennengelernt, die ganz unterschiedliche
Schwierigkeitsgrade aufweisen und verschiedene Anforderungen an Ihre
individuellen Fähigkeiten stellen. Die Auswahlkriterien für diese Übungen richten sich zwar auch nach Ihren Erwartungen oder Zielsetzungen,
allgemein lässt sich aber Folgendes festhalten:

- Nehmen Sie sich nie zuviel vor! Eine bis zwei Übungen am Anfang für einen Zeitraum von mindestens drei bis vier Wochen reichen vollkommen aus. Stille Meditation und Atemübungen eig-
  nen sich für Ungeübte am besten.

- Je anspruchsvoller, komplexer die Übung, umso länger sollte sie
  praktiziert werden. Obgleich es einfacher scheint, sollte Shamata
  täglich über lange Zeit praktiziert werden.

- Je schwerer die Erkrankung, umso disziplinierter sollten Sie sein!
  Einen Einsatz von einer Stunde am Tag sollten Sie als Minimum
  investieren.

- Suchen Sie sich grundsätzlich eine Methode aus, die Ihnen auch
  Freude macht, und zu der Sie eine innere Verbindung spüren.

- Vergessen Sie nicht, dass meine Vorschläge nur einen Bruchteil
  der Ihnen zur Verfügung stehenden Möglichkeiten darstellen:
  Sie könnten auch tanzen, malen, wandern, schwimmen und
  noch eine ganze Fülle von anderen Dingen tun, die Ihre Selbstheilungskräfte anregen. ...Und zusätzlich täglich noch eine
  meditative Übung wählen!

- Den Aufbau des zweiten Teils des Buches können Sie als allge-
  meine Richtlinie nutzen, beispielsweise zuerst Ihre Motivation
  überprüfen, dann reinigen, dann aufbauen und schließlich stabilisieren. Wieviel Zeit Sie für die einzelnen Schritte brauchen,
  richtet sich nach Ihren individuellen Symptomen oder Zielsetzungen. Falls Sie sich unsicher fühlen, lassen Sie sich ruhig von
  einem erfahrenen Therapeuten beraten.

Meditation oder Heilhypnose: Auswahlkriterien

Inneres Qi Gong und die Yoga-Atmung gehören zu den Meditationstechniken. Meditation ist eine Technik, die den Geist stark stabilisiert.
Insbesondere Shamata hat eine ausgeprägt stabilisierende Wirkung auf
unseren Geist und unsere Emotionen. Ein Effekt des Geistestrainings
mittels Shamata ist Erdung: Wenn wir dazu neigen, in unserer Vorstellung
verloren zu gehen, Konzentrationsschwierigkeiten haben, von negativen
Gedanken und Emotionen überflutet werden, dann ist Meditation genau
das Richtige! Sie lehrt uns, uns mit dem Jetzt, mit der Gegenwart zu beschäftigen, und dabei ganz ruhig zu bleiben. Wir gewinnen an Mut und
Stärke, und gewissermassen auch an Unerschütterlichkeit. Wenn wir dazu
neigen, eher hysterisch zu reagieren, unter Panikattacken und Angstzu-
ständen leiden, kann eine regelmäßige Shamata- oder Yoga-Atmung-Praxis
eine entscheidende und entkrampfende Wirkung zeigen.

Zwar ist auch die Heilhypnose in einem therapeutischen Rahmen sehr
wirksam gegen Angstzustände, doch es geht hier vorwiegend um Übungen, die Sie alleine zuhause praktizieren sollen. Meditation ist, zumindest
als Vorübung, bis sich die Lage beruhigt hat, eher empfehlenswert.

Die Heilhypnose im Sinne von Selbsthypnose ist eine wunderbare
Methode für alle Menschen, die an ihr eigenes Kraftpotenzial glauben,
die darauf zumindest ein bisschen vertrauen, bis sie dann positive Erfahrungen gemacht haben, so dass das Vertrauen wachsen kann.

Die Heiltrance stärkt das Selbstvertrauen, das Selbstwertgefühl, und
öffnet Perspektiven. Es vertieft die Kenntnis unseres Selbst und seines
Potenzials, und wirkt nachweislich auch auf der biologischen Ebene.

Wenn Sie dennoch, liebe Leserin, lieber Leser, Probleme haben sollten, sich in die Trance einzufinden, seien Sie bitte nicht traurig! Vielleicht
brauchen Sie doch einen Begleiter für das erste Mal. Oder die meditativen Methoden sind für Sie einfach besser geeignet!

Wir sind es gewöhnt, mit einer gewissen Konsumhaltung an viele
Dinge heranzugehen. Ich bitte Sie, die oben beschriebenen Methoden mit
größtmöglicher Achtsamkeit und Respekt zu praktizieren. Sie wissen ja:
Viele verschiedene Techniken auf einmal auszuprobieren bedeutet nicht,
viel Wirkung und viel Erfolg zu erreichen!

Was zählt, ist unsere Motivation, und eine Art Vertrag, eine Verpflich-
tung uns selbst gegenüber, die es uns ermöglichen, über längere Zeit in
die Tiefe einer Übung vorzustossen und die Früchte zu ernten.

Ich wünsche von ganzem Herzen, dass diese Methoden, die mir selbst soviel Unterstützung auf meinem Weg geben, Ihnen auch gleichermaßen helfen werden!

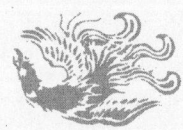

Widmung

*Mögen alle Wesen friedlich, glücklich
und leicht in Körper und Geist sein!*

*Mögen sie frei von Verletzungen sein,
mögen sie in Sicherheit leben!*

*Mögen sie frei von Erschütterung, Angst und Sorge sein,
mögen sie lernen, sich selbst mit den Augen des Verständnisses
und der Liebe anzuschauen!*

*Mögen sie fähig sein, die Samen der Freude und des Glücks
in ihrem Leben zu erkennen und zu pflegen!*

*Mögen sie frei von Anhaftung und Abneigung, frei von Gier und von
Hass, und frei von Ignoranz sein!*

*Mögen sie ihre wahre Natur verwirklichen, und eins mit ihrer Quelle
der Heilung werden!*

Literaturverzeichnis

Achtsamkeit, Meditation & Psychotherapie
Einführung in die buddhistische Psychologie
Chögyam Trungpa
Arbor, 2006

Alles Weh ist Heimweh
Dianne M. Connelly
Verlag Bruno Endrich, 1992

Antike Medizin
Ein Lexikon
Karl-Heinz Leven (Hrsg.)
C.H. Beck 2005

Auf dem Weg der Besserung
Schritte zur körperlichen und spirituellen Heilung
O. Carl Simonton
rororo Sachbuch im Rowohlt Taschenbuch Verlag, 2006

Coaching für die Seele
101 Übungen für ein friedvolles, erfülltes Leben
Dr. med. Bernie S. Siegel
J. Kamphausen, 2008

Das große Buch der tibetischen Heilkunst
Ian A. Baker
Gustav Lübbe Verlag, 1999

Das Qi pflegen
Die geheimen Trainingsdokumente der Familie Yang
Stuart Olson (Hg.)
Aurum-Verlag, 2005

Das Tao des Atmens
Die belebende und heilende Kraft der natürlichen Atmung
Dennis Lewis
Ariston, 1997

Die Fee, das Tier und der Freund
Hypnotherapie in der Psychosomatik
Agnes Kaiser Rekkas
Carl-Auer-Systeme Verlag, 2001

Die Geschichte der Medizin
Von der Antike bis zur Gegenwart
Bernt Karger-Decker
Albatros, 2001

Der kluge Bauch
Die Entdeckung des zweiten Gehirns
Michael Gershon
Goldmann, 2001

Der Körper erinnert sich
Die Psychophysiologie des Traumas und der Traumabehandlung
Babette Rothschild
Synthesis, 2002

Die neue Medizin der Emotionen
Stress, Angst, Depression: Gesund werden ohne Medikamente
David Servan-Schreiber
Kunstmann, 2004

Die Psychobiologie der Seele-Körper-Heilung
Neue Ansätze der therapeutischen Hypnose
Ernest Lawrence Rossi
Synthesis, 1991

Die heilende Kraft des Geistes
Tulku Thondup
Delphi-Verlag bei Droemer Knaur, 1997

Die Macht der inneren Bilder
Wie Visionen das Gehirn, den Menschen und die Welt verändern
Gerald Hüther
Vandenhoeck & Ruprecht, 2005

Die Wiederentdeckung der sinnlichen Erde
Wege zum ökologischen Selbst
Mit einem Vorwort von Thich Nhat Han
Johanna Macy
Theseus-Verlag, 1994

Embodiment
Die Wechselwirkung von Körper und Psyche verstehen und nutzen
Maja Storch, Benita Cantieni, Gerald Hüther, Wolfgang Tschacher
Hans Huber Verlag, 2006

Erkennen, was krank macht
Intuitiv den Weg der Heilung finden
Dr. Med. Barbara G. Tilmann
Doris Iding
Kösel, 2003

Geschichte der alternativen Medizin
Von der Volksmedizin zu den unkonventionellen Therapien von heute
Robert Jütte
C.H.Beck, München, 1996

Gesund durch Meditation
Das große Buch der Selbstheilung
Jon Kabat-Zinn
O.W.Barth – Heilkundliches Wissen, 2003

Heilung grenzenlos
MeditativeÜbungen, die den Geist erleuchten und den Körper heilen
Tulku Thondup
Arkana im Goldmann-Verlag, 2001

Hypnose in der Therapie von malignen Erkrankungen
Marc M. Batschkus
Reihe Ethnomedizin und Bewußtseinforschung
VWB – Verlag für Wissenschaft und Bildung, 1994

Imagination als heilsame Kraft
Zur Behandlung von Traumafolgen mit
ressourcenorientierten Verfahren
Luise Reddemann
Pfeiffer bei Klett-Cotta, 2001

Körpereigene Drogen
Die ungenutzten Fähigkeiten unseres Gehirns
Josef Zehentbauer
Patmos paperback, 2003

Körperschmerz – Seelenschmerz
Die Psychosomatik des Bewegungssystems
Ein Leitfaden
Hildegund Heinl, Peter Heinl
Kösel, 2004

Medizin und Mitgefühl
Chökyi Nyigma
Arbor Verlag, 2006

Mit dem Herzen eines Buddha
Heilende Wege zur Selbstakzeptanz und Lebensfreude
Tara Brach
Knaur MensSana, 2005

Mit der Seele heilen
Gesundheit durch inneren Dialog
Dr. med. Bernie S. Siegel
ECON Verlag, 1991

Nie mehr müde
Inka Jochum
Nymphenburger Verlag, 2001

Ökologie des Geistes
Anthropologische, psychologische, biologische und
epistemologische Perspektiven
Gregory Bateson
Surkhamp Taschenbuch Wissenschaft, 1981

Paracelsus, Alchemie und die Psychologie des Unbewussten
Carl G. Jung
Königsfurt, 2002

Magische Unterweisungen
Paracelsus
Morzsinay Verlag, 1980

Psychosomatik in der Chinesischen Medizin
Wenn Geist Essenz durchdringt
Klaus Dieter Platsch
Urban & Fischer, 2000

Qigong for health and Martial Arts
Exercices and Meditation
Dr. Yang, Jwing-Ming
YMAA publication center, 1998

Qigong Meditation
Small circulation
Dr. Yang, Jwing Ming
YMAA publication center, 2006

Quantum und Lotus
Matthieu Ricard, Trinh Xuan Thuan
Arkana bei Goldmann, 2001

Salutogenese und Kohärenzgefühl
Grundlagen, Empirie und Praxis eines
gesundheitswissenschaftlichen Konzepts
Hans Wydler, Petra Kolip, Thomas Abel (Hrsg.)
Juventa, 2002

Salutogenese und positive Psychotherapie
Klaus Jork/Nossrat Peseschkian (Hrsg.)
Verlag Hans Huber, 2003

Salutogenese
Zur Entmystifizierung der Gesundheit
Aaron Antonovsky
Deutsche Herausgabe von Alexa Franke
Dgvt Verlag, 1997

Selbstheilung durch Entspannung
Körper- und Atemübungen, Selbstmassage und Meditationstechniken
Tarthang Tulku
Scherz, 12. Auflage 2000

Selbsthypnose
Ein Handbuch zur Selbsttherapie
Brian M. Alman
Peter T. Lambrou
Carl-Auer-Verlag, 2006

Spontanremissionen bei Krebserkrankungen
aus der Sicht des Erlebenden
Hiroshi Oda
BeltzPVU, 2001

Systematische Epidemiologie und präventive Verhaltensmedizin
chronischer Erkrankungen
Strategien zur Aufrechterhaltung der Gesundheit
R. Grossarth-Maticek
De Gruyter-Verlag, 1999

The root of chinese Qigong
Secrets for health, longevity & enlightenment
Dr. Yang, Jwing-Ming
YMAA publication center, second edit., 1997

Tibetan Sound healing
With CD
Tenzin Wangyal Rinpoche und Marcy Vaughn
Sounds True Inc., U.S., 2007

Traditionelle Akupunktur:
Das Gesetz der fünf Elemente
Dianne M. Connelly
Verlag Bruno Endrich, 1987

Über die Verborgenheit der Gesundheit
Aufsätze und Vorträge
Hans Georg Gadamer
Suhrkamp, 2003

Vom Licht der Natur und des Geistes
Eine Auswahl aus dem Gesamtwerk
Theophrastus Paracelsus
Reclam, 1993

Warum Hypnose?
Aus der Praxis von Ärzten und Psychotherapeuten
Ebell/Schuckhall Herausgeber
Pflaum, 2004

Yin & Yang in Harmonie
Methoden zur Stärkung der 12 Hauptmeridiane
Françoise Guillot, Helga Baureis
Aurum bei J.Kamphausen, 1999

Zerbrochen und doch ganz
Die heilende Kraft der Achtsamkeit
Saki Santorelli
Arbor, 1999

DANKSAGUNG

Dieses Buch wäre niemals fertiggestellt worden ohne die Unterstützung des Aurum-Verlags, meiner Familie, meiner Lehrer und Freunde.

Zu Beginn dieses Projekts war mir Juliane Molitor eine große Hilfe: Sie hat erheblich dazu beigetragen, dass meine Zuversicht nicht nachließ!

Ich möchte an dieser Stelle meinem geduldigen und verständnisvollen Mann Wolfgang danken, sowie meinen Kindern Janosch und Tamara, die manchmal strenge, aber exzellente Lektoren waren. Nicht nur das: Sie sind auch wunderbare Fotomodelle! Nicht zu vergessen meine „Dharma-Tochter" Janina und Uwe Feuerbach für die schönen Meditationsbilder!

Mein Herz ist voller Dankbarkeit für die Inspiration und tatkräftige Unterstützung meiner Lehrer, Ven. Lama Chime Rinpoche, Ringu Tulku Rinpoche und mein verstorbener Qi Gong-Großmeister Chee Kim Thong. Sie haben mir kostbare Schätze anvertraut, die ich nicht immer angemessen gepflegt habe. Ohne ihren Rat und unermüdliche Unterstützung wäre ich niemals in der Lage gewesen, die größten Hürden in meinem Leben zu bewältigen. Bis auf Sifu Chee Kim Thong, der leider schon verstorben ist, standen sie mir bei der Auswahl und praktischen Umsetzung der Übungen im zweiten Teil zur Seite. Auch Tenzin Wangyal Rinpoche möchte ich für seine Großzügigkeit und Geduld, und Ven. Lama Sönam Rabgye für seine Unterstützung danken. Ich bedanke mich bei Robert Jaroslawsky, Annette Bungers und Claudia Trinkies für die unerlässliche Übersetzungsarbeit: Ohne sie hätte ich nicht so fruchtbar mit meinen tibetischen Lehrern an manchen Übungen arbeiten können.

Ich bedanke mich bei Prof. Dr. med. Klaus Jork, und bei Dr.med. Karin Jaroslawsky für die präzise und anregende Korrektur meines Manuskripts, bei Dr. med. Bernd Kagelmacher für die konstruktive Kritik zu Beginn meiner Arbeit, und bei Dr. med. Stefan Rebensburg für die tatkräftige, umfangreiche Hilfe und die herzliche Ermutigung! Ein großes Dankeschön an Dipl.-Psych. Chönyi Dorothea Nett für die wertvollen buddhistischen und psychologischen Hinweise, und an Dipl. Psych. Dr. Stefan Ahlstich, für alles, was ich mit ihm lernen durfte, für die inspirierenden Trancen und für seine geschätzte Meinung!

Schließlich danke ich allen Freunden und Patienten, die durch diverse Anregungen, oder auch, indem sie mutig ihre eigene Fallgeschichte zur Verfügung gestellt haben, dazu beigetragen haben, dass dieses Buch ein gemeinschaftliches Werk wurde.

Möge es von Nutzen sein!

Harmonie und Lebenskraft

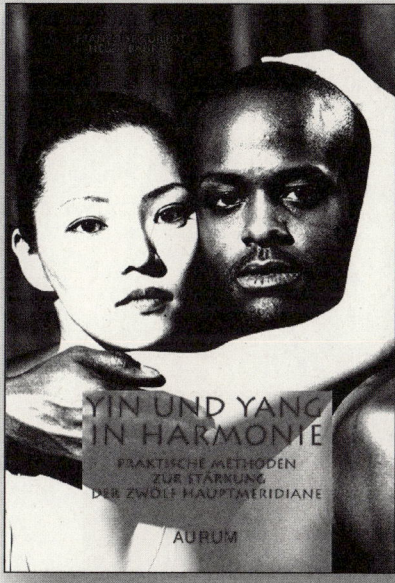

Françoise Guillot /
Helga Baureis

**Ying und Yang
in Harmonie**
Praktische Methoden
zur Stärkung der zwölf
Hauptmeridiane

200 Seiten mit 24 s/w-Abb.,
Broschur
ISBN 978-3-591-08426-0

Dieses Buch erklärt auf einfache und praktrisch nachvollziehbare Weise das Wirken des Qi, der Lebenskraft in uns. Es zeigt, wie wir Störungen dieses Energieflusses in den Meridianen aufspüren und harmonisieren können.

Meridian-Dehnübungen, inneres Qi Gong, die Arbeit mit positiven Denkmustern sowie verschiedene Übungen aus der Kinesiologie und ausführliche Ernährungstipps ergeben ein umfassendes Programm zur Stärkung der einzelnen Meridiane.

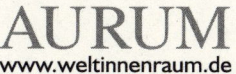

AURUM
www.weltinnenraum.de

Bücher von Pema Chödrön

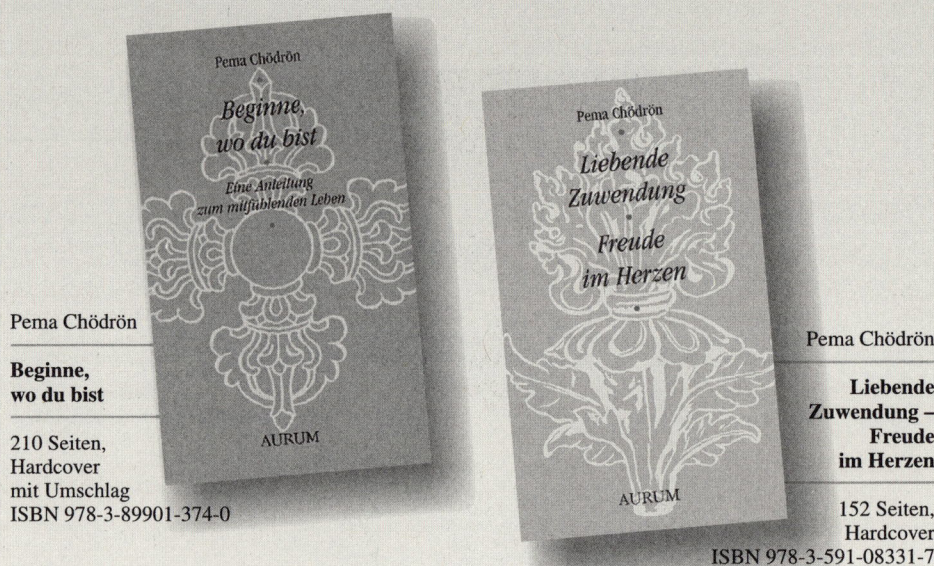

Pema Chödrön

**Beginne,
wo du bist**

210 Seiten,
Hardcover
mit Umschlag
ISBN 978-3-89901-374-0

Pema Chödrön

**Liebende
Zuwendung –
Freude
im Herzen**

152 Seiten,
Hardcover
ISBN 978-3-591-08331-7

Eine Anleitung zum
mitfühlenden Leben.
Der Grund, warum wir unser Herz
so oft verschließen, liegt darin, dass
wir nicht wirklich offen für uns
selbst sind. Große Teile von uns
selbst sind uns so unwillkommen,
dass wir jedes Mal davonlaufen,
wenn sie auftauchen.
Doch nur wenn wir bereit sind, voll
und ganz zu uns selbst zu stehen,
sind wir in der Lage, auch anderen
beizustehen.

Dieses Buch lehrt uns,
ja zu sagen zum Leben und
**Freundschaft zu schließen mit uns
selbst,** der Welt und allem, was sie uns
an Freude und Leid zu bieten hat.
Liebende Zuwendung sich selbst gegenüber bedeutet nicht, dass wir Eigenschaften von uns ausmerzen müssen.
Liebende Zuwendung bedeutet, dass wir
so verrückt, wütend, ängstlich und
eifersüchtig sein dürfen, wie wir sind.
Die Basis unserer Übung sind wir selbst,
in diesem Augenblick.

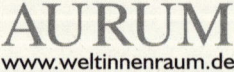

AURUM
www.weltinnenraum.de